脊神经解剖与显露

Anatomy and Exposures of Spinal Nerves

原　著　Amgad S. Hanna

图　片　Mark Ehlers, BS

主　译　王振宇

译　者（按姓氏笔画排序）

于　涛　马长城　王振宇　司　雨

刘　彬　孙建军　吴　超　张　嘉

陈晓东　林国中　韩芸峰　谢京城

北京大学医学出版社

JISHENJING JIEPOU YU XIANLOU

图书在版编目（CIP）数据

脊神经解剖与显露 /（美）A.S. 哈那
(Amgad S. Hanna) 原著；王振宇主译 . -- 北京：北京
大学医学出版社，2018.1
书名原文：Anatomy and Exposures of Spinal
Nerves
ISBN 978-7-5659-1698-4

Ⅰ. ①脊… Ⅱ. ① A… ②王… Ⅲ. ①脊神经－人体解
剖 Ⅳ. ① R322.85

中国版本图书馆 CIP 数据核字 (2017) 第 251131 号

北京市版权局著作权合同登记号：图字：01-2016-4399

脊神经解剖与显露

主　　译：王振宇
出版发行：北京大学医学出版社
地　　址：（100191）北京市海淀区学院路 38 号　北京大学医学部院内
电　　话：发行部　010-82802230；图书邮购　010-82802495
网　　址：http：//www.pumpress.com.cn
E－mail：booksale@bjmu.edu.cn
印　　刷：中煤（北京）印务有限公司
经　　销：新华书店
责任编辑：冯智勇　**责任校对**：金彤文　**责任印制**：李　啸
开　　本：889 mm × 1194 mm　1/16　**印张**：8.5　**字数**：215 千字
版　　次：2018 年 1 月第 1 版　2018 年 1 月第 1 次印刷
书　　号：ISBN 978-7-5659-1698-4
定　　价：110.00 元

译者前言

脊神经是周围神经的重要组成部分，广泛分布于头颈、四肢、躯干等部位，支配着肢体的感觉、运动和协调功能。周围神经疾病包括周围神经损伤、肿瘤和嵌压综合征等，常涉及外科系统的不同学科，无论哪一种疾病的外科处理，都要求手术中准确地辨认神经结构，合理有效地处理病变。因此，对周围神经相关解剖知识的理解和掌握尤为重要。周围神经疾病的手术治疗是神经外科主要亚专业之一，但国内所开展的基础与临床工作与国外相比差距甚大，主要原因是缺乏有关周围神经解剖与手术方面的精品专著，难以获得切合实际的培训，对手术相关的周围神经解剖与显露知识知之甚少。

Hanna 和 Ehlers 编写的《脊神经解剖与显露》一书采用非常直观的脊神经外科学解剖方法，对人体进行分层解剖、分步描述，真实展现周围神经局部解剖，及其与血管、韧带、肌肉的关系。本书内容全面，简洁实用，插图丰富精美，包含人体主要神经丛及其重要分支的手术解剖与显露；从体位摆放、切口设计到操作技巧均做了较详尽的介绍；并且对脊神经相关疾病如神经创伤、神经肿瘤、神经内囊肿、周围神经刺激、脊髓背根入髓区病变的手术入路、手术技术也有专门章节的详细阐述和清晰图解。对于从事周围神经外科的专科医师以及相关的骨科、疼痛科、手外科、创伤外科、整形外科、普通外科的临床医师、研究生、进修生来说，本书都不失为一本非常有价值的参考书。

王振宇

北京大学第三医院

原著序言

脊神经对于维持人体正常功能至关重要。但是，大多数工作在医学各领域的医生对脊神经解剖的理解和认识甚少。造成这种现象的原因，是因为缺少对周围神经病理学的了解，或者训练方法脱离实际。脊神经可以维持人体的日常活动、行走和手眼协调，但其作用却远不止这些。在传统的脊神经教学中，缺乏可以有效提高学生理解知识和掌握技能的体系。

在此书中，Hanna 和 Ehlers 为读者呈现了一种非常直观的脊神经外科学解剖方法，在解剖过程中，作者特别强调按照手术步骤进行解剖的重要性，要求解剖过程能够观察到人体的真实解剖结构。他们的解剖方法简洁而实用。这种按照外科医生的视角循序渐进的解剖方法，可以加强读者对于脊神经及其周围结构（包括肌肉系统和脉管系统）的认识，更好地了解这些结构的解剖位置和重要性。书中所描述的主要神经解剖过程，基本都能对应大多数真实外科手术操作的场景。对于想深入了解脊神经临床意义的医学生，以及那些计划更高效地学习本专业知识并寻找一个平台来提高手术技能的外科医生来说，这本书无疑是一笔宝贵的财富。这本书的实用性是显而易见的，因为它摒弃了传统的尸体解剖教学模式，而是为外科医生们提供了一种模拟实际场景的解剖学教学模式。此书简洁而又全面，定会深受欢迎。我们对作者做出的贡献表示祝贺！

Robert J. Dempsey, MD, FACS
美国威斯康星大学神经外科

周围神经系统的解剖往往是神经外科医生在准备资格考试，或处理少见疾病时的绊脚石。相关书籍的缺乏和其他领域的精细分科限制了神经外科医生接触周围神经疾病的机会。对于那些希望复习周围神经系统疾病知识的实习生和医生来说，获取相关知识的传统资源来自各类解剖学教科书，但这些教科书往往依靠传统的解剖显露方法来图解一些感兴趣的结构。这种解剖与显露与真正的外科手术过程相距甚远，通常对于减少手术意外起不到应有的作用。

Hanna 和 Ehlers 编写了一本简洁而实用的周围神经解剖学教科书，不同于传统的教材，本书中的解剖入路及方法是基于外科手术的需要。在每个主题的讲解中，始终围绕以下两个或三个问题：在解剖中你看到了哪些结构？你在哪一步看到了这个结构？你如何达到你想要寻找的结构？书中内容突出精华要点，阅读之后，不管是考试前的复习准备，还是研究计划第二天的手术病例，都会得心应手。对于进行周围神经手术的神经外科医生、负责周围神经疾病患者治疗的医师或者准备应试的医学生来说，在图书馆查阅相关书籍时，本书是优中之选。

Daniel K. Resnick, MD MS
美国威斯康星大学神经外科

（孙建军　韩芸峰　吴　超　译　王振宇　审校）

原著前言

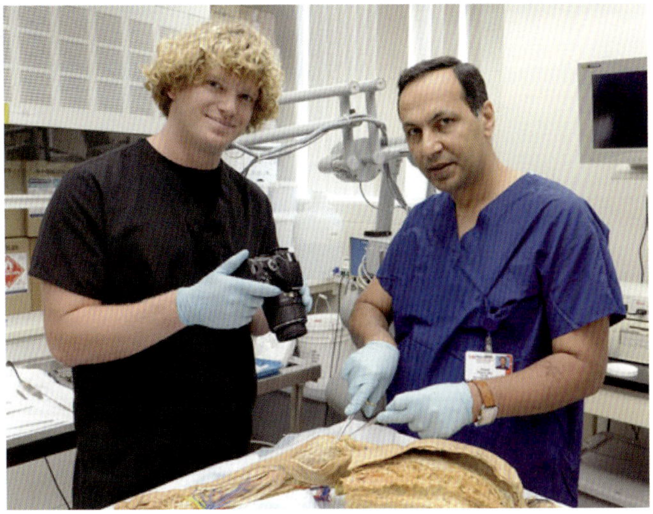

Mark Ehlers（左，身着黑色工作服）和 Amgad S. Hanna（右，身着蓝色工作服）在一次解剖示教中。本书的写作花费了他们近 2 年的时间。Amgad S. Hanna 作为本书编者并进行了所有的解剖工作；Mark Ehlers 负责所有的录像和视频编辑，同时也负责部分摄影及图像处理工作。

在周围神经领域的神经外科培训项目中，大都存在诸多缺陷，正是基于此，我们编写了此书。通常的解剖教学远远不能满足我们对脊神经系统知识的需求。在编写此书时力求简洁，避免让其内容变得晦涩难懂，避免引用过多资料增加读者负担。每一章节包括 1~2 页的文字内容和丰富的插图，这样可以使读者复习每个章节的时间不超过几分钟。不管你是正在准备资格考试笔试的住院医师还是准备口试的低年资医师，或者正在为一例你多年未接触过的病例做手术准备时，此书可以为你提供简洁易懂的周围神经知识和丰富的解剖图解，可以使你在繁忙中快速浏览，获取所需，更好地节约时间。此外，肢体轴位切面的解剖以及与之相对应的 MRI 是此书的一大特色，这对于脊神经外科医生和影像科医生的学习都是极有帮助的。希望广大读者喜欢此书。

Amgad S. Hanna, MD

（孙建军　韩芸峰　吴　超　译　王振宇　审校）

致　谢

感谢 Mark Ehlers, BS 为此书所做的摄像、编辑和摄影工作。
感谢 Linda Hanna 对此书的语言进行审核。
感谢 R. Shane Tubbs 博士和 Edward Bersu 对此书的科学性进行审核。
感谢从事骨骼肌肉放射学工作的 Kenneth Lee 医生，以及资料处理顾问 Chad Krueger 和 Caleb Swenson 对我们的指导。
感谢为我们提供医学影像制品服务的 Jeffrey Root。
感谢人体捐献计划的 Robert Schlotthauer 和 Chad Neuman。
感谢以上各位对此书所做出的贡献！

（吴　超 译　王振宇 审校）

目　录

第一部分　引言

1　解剖：一个独特的人类艺术发展史 3

第二部分　上肢脊神经

2　臂丛，锁骨上显露 11
3　臂丛，锁骨下显露 15
4　臂丛，锁骨上及锁骨下联合显露（全臂丛显露） 19
5　臂丛，后方显露 21
6　腋神经 23
7　桡神经 25
8　肌皮神经 29
9　正中神经 31
10　尺神经 35
11　肩胛上神经 41
12　脊副神经 45
13　胸长神经和胸背神经 49
14　肋间神经 51

第三部分　下肢脊神经

15　腰骶丛 55
16　股神经 59
17　股外侧皮神经 63
18　坐骨神经 67
19　胫神经 71
20　腓总神经 75
21　闭孔神经 81
22　髂腹股沟神经 85

第四部分 手术技术要点

23 外伤 89
24 神经瘤 95
25 神经鞘膜瘤 99
26 神经内囊肿 103
27 周围神经刺激 105
28 背根入髓区（DREZ）损毁术 109

第五部分 轴位切面

29 上肢轴位切面 115
30 下肢轴位切面 121

第一部分

引　言

解剖：一个独特的人类艺术发展史

1

现代的大体解剖课程开始时，都要提醒解剖者要怀着一种庄重的心态，来面对每一次解剖人体的机会。这本图谱的编写，要感谢那些为科学进步，在去世后慷慨献出自己遗体的捐献者，在此对他们表示深深的敬意。

我们在人类历史上可以找寻到人类解剖发展的踪迹，近代科学出现以前的解剖学家为解剖的现代进程所做的探索，使我意识到，解剖学家应该受到和被解剖者同等的感激和尊重。他们使人类从寻找神发展到去发现人体的奥秘。历史告诉我们，解剖者始终要具备“有准备的头脑”，还要去“仔细探索”。以史为鉴，以前人为标杆。我们将把探索、传授和治愈的工作进行下去。

创世神话比如亚当有关肋骨的故事，带给人们的是新石器时代人们对于解剖的认识，这些神话听起来是那么的完美。而在几百年间，那些学识渊博的解剖学家们经过仔细探索后的解剖发现，却受到了历史的操纵、扭曲和忽视[1]。在历史上，有一群我们所熟知的解剖学家，他们帮助人类看清了皮肤下面人体的真实构造，本书在此对这些人和历史做一个简短的概述，以表示对他们的敬意。

在公元前1000年前，随着克里特文明（又称米诺斯文明）的衰落，操希腊语的希腊人涌入爱琴海半岛。古希腊游客和商人将埃及和美索不达米亚地区（古代亚洲西部地区，亦称“两河流域”）的解剖经验带回国内，并结合自己的经验，最终汇集成了地中海地区的解剖学知识体系。地中海地区其他文明的解剖知识充满着宗教的灵魂性和神秘色彩，但是希腊人却不然，他们的艺术作品在保留克里特前辈们细腻的艺术传统的同时，其人体“比例定律”也优美地包含着解剖事实。

现代解剖学起源于希腊。诗人历史学家在他们的作品（最引人注目的是荷马史诗巨作《伊利亚特》）中对战伤进行了粗略地描述。雕刻家正是具备了一定的解剖认识水平，其描绘战争的人体雕塑作品栩栩如生，使得史诗内容更加饱满，使人身临其境。

希腊的繁荣带来了艺术、哲学以及医学的繁荣，亚历山大城脱颖而出，并成为地中海地区的知识和文化中心，而非军事和工业中心。亚历山大图书馆珍藏着已知世界里最伟大的典籍。图书馆大厅陈列着公元前500年前 Herophilus 和 Erasistratus 的书稿，他们两人是被后人所熟知的最早进行科学人体解剖的学者[2]。

Herophilus 是解剖学之父，他对于神经解剖的贡献在于他解剖发现并命名了“窦汇”（torcular）和“写翮”（calamus scriptorius，菱形窝的下端尖削，类似笔尖，故名写翮）[3]。Erasistratus 是生理学之父，他认为神经是中空的，可以将“动物元气”从侧脑室传导至肌肉，使肌肉充血、膨胀，并引发其收缩运动，在历史上很难找出一个和 Erasistratus 齐名的人。

虽然 Herophilus 和 Erasistratus 分别是解剖学和生理学之父，但是他们的发现和成果却一直笼罩在传说和神秘之中。Herophilus 和 Erasistratus 的原始书稿毁于亚历山大图书馆的两场大火，所以我们都是借助他人的描述去了解两位学者，最初是从 Galen（生于 Pergamon，希腊解剖学家、内科医生和作家）的书中得知。

Galen 对 Herophilus 和 Erasistratus 的著作和学说作出了批判性的评论，并且结合自己的人体解剖经验，对以往的解剖和生理学认识做了改进和修订。Galen 描述了人体的脊柱包括一块最“神圣”的骨骼——骶骨，他描述了 7 对脑神经，甚至精确描述了不同脊髓损伤平面的差异 [2]。大脑大静脉的发现和命名也归功于这位伟大的希腊学者。

我们不能低估 Galen 对于医学、解剖学以及哲学作出的贡献，然而在历史上，Galen 在医学方面表现得尤为杰出。他的著作异乎寻常地被后人完好保留下来，并且广泛受到异教徒和基督徒的喜爱。在他的书中、解剖过程以及他对这个世界探索后的理解中，无不透露着斯多葛哲学思想 [3]。他曾经是古罗马宫廷皇帝 Marcus Aurelius、Commodus 以及角斗士们的医生。其名气也因此得到提升。

身在罗马的 Galen 在人类历史上是非常杰出的，但是他并有培养出比较著名的门徒。因为在那个时代，亚历山大城里的解剖学家和早期的医生被臭名昭著的神秘和谣言包围着，解剖致死、活体解剖以及诸如此类的谣言事件使医学界饱受嘲讽，为罗马公民所鄙视 [1,2]，医生使人敬而远之。

随着黑暗时代（中世纪）的到来，罗马帝国逐渐走向衰退。亚历山大图书馆先后经历了两场大火，异教徒界长期积累的大量藏书被毁或被人遗忘。狂热的基督徒的民众时时刻刻都在等待重新审判的那一天、救赎的那一天、炼狱之火和瘟疫纵横的那一天，这些都是世界末日来临的征兆。每一天都在提醒人们：肉体无用，灵魂至上。解剖研究被看作一无是处并因此半途而废。

到了 9 世纪，此时正是黑暗时代的鼎盛时期，人类智慧的发展往东转移。伟大的 Galen 和 Hippocrates 的著作被翻译成阿拉伯语并被注释，这些知识武装了波斯医生的头脑，在很大程度上提高了他们对疾病的诊断和治疗水平。

尽管到了文艺复兴时期，新古典主义者在现代解剖术语和医学术语中删除了很多阿拉伯语成分，但是 Rhazes、Hali Abbas 以及 Avicenna 三位波斯的医学家，在医学史上的地位和 Galen、Hippocrates 以及 Vesalius 同样重要。然而，伊斯兰教义对于死后人体的处理产生疑虑，阻碍了人体解剖的进行，这也抑制了这一时期解剖学的实质性进展。在那个解剖学完全被排除在医学之外的时代，这些波斯医生却将前人的解剖学知识保存下来并得以延续，这正是他们的贡献。

再回到西方，人们对经院哲学产生了很大的热情，尤其是在意大利北部的修道院。这种热情促使人们开始对于希腊-阿拉伯和原始希腊典籍进行收集和翻译，这也是第一批大学建立的基础。在意大利的萨勒诺和博洛尼亚两座城市，当时大学只不过是修道院在其之外传播经院哲学的直接延伸。

在博洛尼亚大学，解剖学的发展加快了进程。在 14 世纪初期，这所大学里出现了三位学生，他们拥有真实的人体解剖经验，他们的解剖知识并非来自于当时存世的希腊或波斯典籍。

这三人分别是 Bartolomeo da Varignana、Henri de Mondeville 和 Mondino de' Luzzi。他们师从同一位神秘的教授——佛罗伦萨的 Thaddeus 。Thaddeus 并不为后人所熟知，但据说，在梵蒂冈图书馆里收藏着他尚未出版的文献资料 [2]。Bartolomeo da

Varignana 实施了第一例有文史记录的尸检，这次尸检是在博洛尼亚著名法学院的“法学家”的命令下，出于司法鉴定的目的而进行的；Henri de Mondeville 将学院派的人体解剖带到了巴黎和蒙彼利埃发展起来的医学流派中去；Mondino de' Luzzi 编写了著名的解剖学手册《解剖学》（*Anathomia*），这本解剖著作在解剖学历史上是革命性的，他也因此被称为“解剖学伟大的修复者”[3]。

尽管我们对 14 世纪博洛尼亚的 Mondino 和其他解剖学家的情况仅做了简短概述，但是在这一时期，解剖学重新成为了医学院校的课程，并获得了主流文化的认可，甚至天主教也接受了这种人类探索的新形式。这大部分要归功于教皇西斯都四世，他是博洛尼亚大学的毕业生。事实上，教皇亚历山大五世下葬前在博洛尼亚圣方济教堂接受了全身尸检。

那个时代艺术、科学和哲学的潮流，很快汇成了人类文化成就的巨浪，被我们称为文艺复兴。

这里我们必须要承认，Leonardo da Vinci 是一位本不属于他那个时代的非凡之人。尽管 da Vinci 的遗作使他被后人看作是人类智慧的超级英雄，但是他对迅速提高人类认知水平起到的作用并不大。他和解剖学专家 Marcantonio della Torre 曾共同创作解剖学书籍，但这位同伴在创作过程中不幸离世，da Vinci 的 700 多幅解剖插图随之被束之高阁，这些精美的人体解剖绘图直到 1784 年才被出版。

我们回到现实的世界中。在文艺复兴的早期，Mondino 的著作《解剖学》开始引起人们的注意，并印刷出版了对此著作插图式的评论。这些出版物的发行，使得解剖学知识广泛传播。解剖学同时受到科学界人士和大众的欢迎。当时的解剖学插图呈现出教育和艺术双重内涵[3]。

随着 Galen、Mondino 以及 Mondino 评论者的书籍被广泛印刷、传播并被大众广为接受，近代解剖学基本形成。伟大的近代解剖学家 Andreas Vesalius 在不到 30 岁的时候，出版了他的解剖名著《人体构造》（*De humani corporis fabrica*），其英文名为 *On the Fabric of the Human Body*（图 1.1），后人广泛称之为 *Fabrica*。《人体构造》一书对解剖学的发展产生了深远的影响。《人体构造》以及它的续本《人体构造梗概》（*Epitome*）是医学史上的杰作，充分体现了 Vesalius 高超的解剖学识、解剖技巧和他对解剖事业的热情[1-3]。

《人体构造》中解剖知识精确，富有艺术感，且绘图精良，这使得此书深深吸引了广大学者、皇室成员以及平民百姓的注意和想象（图 1.2）。Vesalius 的解剖和图解不仅向人们揭示了隐藏在皮肤下人体的真实构造，也激发了其他的艺术创作[4-6]。尽管解剖方法、绘图以及出版方式发生着变化，但是此书中充满戏剧化和艺术性的解剖学表现形式却持续存在。荷兰解剖学家 Govard Bidloo 著于 17 世纪的金属印刷版《人体解剖结构》（*Anatomia humani corporis*）中（图 1.3），以一幅悬挂于解剖台上附带肌肉的上臂绘图进行示教，展示了解剖富有艺术性和戏剧化的表现形式[4,7]。

Da Vinci、Galen、Herophilus，还有 Vesalius，他们不是神学家，他们或许想不到他们所做的会改变世界。他们的成果伟大之处在于，他们的工作毫无神秘主义色彩，没有神学干预，甚至没有运气成分。正是凭借“仔细的观察”和“有准备的头脑”，这些解剖学家改变了人类对于人体构造的共同认识。

我们现在学习神经系统的解剖，就像几个世纪前人们学习其他部位的解剖一样。19 世纪的 Charcot、Bell 和 Magendie 因其功能解剖学方面的贡献而被后人铭记，20 世纪的 Cushing、Penfield 和 Rhoton 因其在外科解剖学方面的工作被载入史册，而 21 世纪的解剖学家应该靠什么被后人铭记？我们的工作深受前人的文化遗产、周围的环境、思

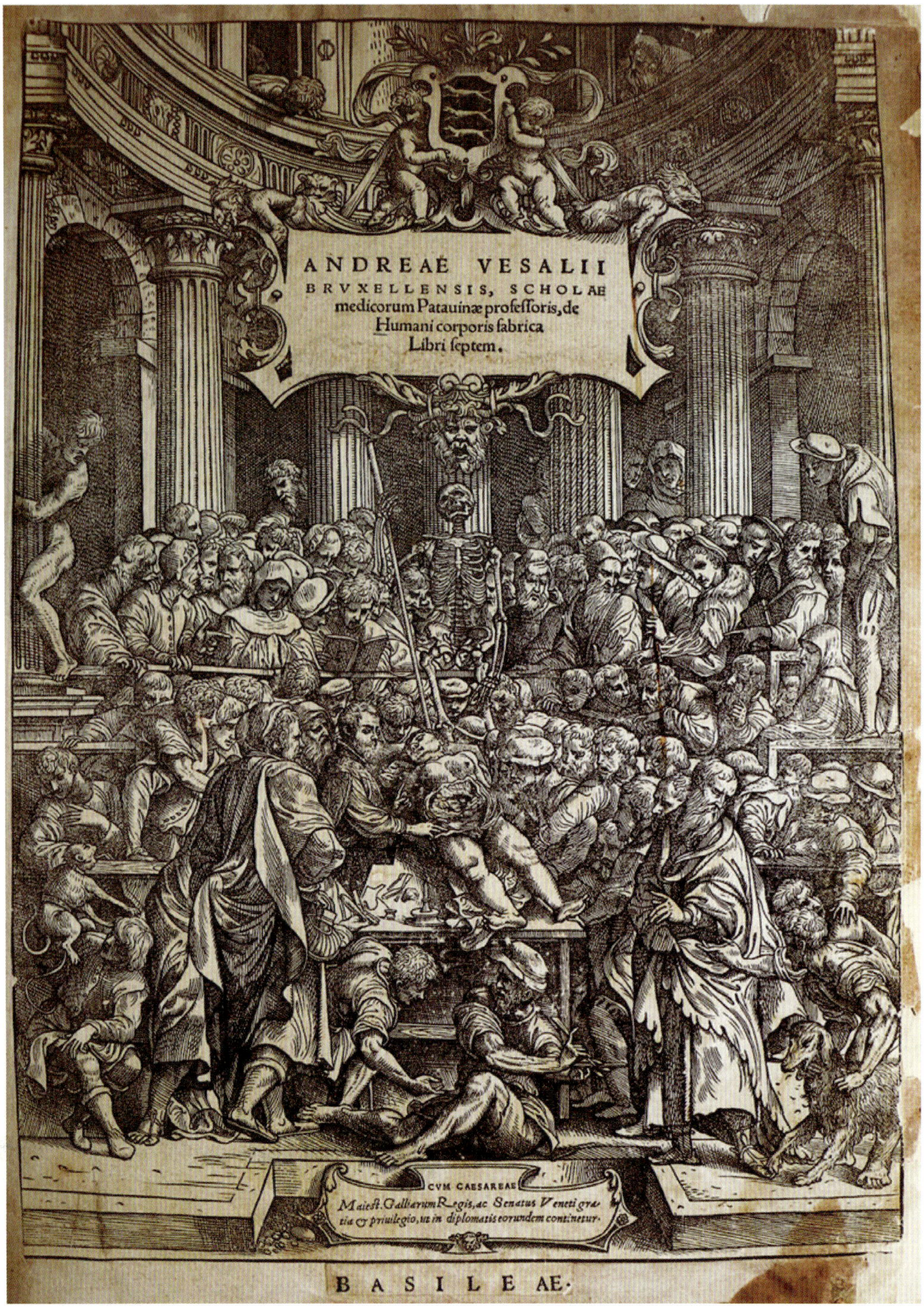

图 1.1　Vesalius 出版于 1543 年的著作《人体构造》的卷首插图，图中的 Vesalius 年轻且留着胡须，正在勇敢地给喧嚣的人群讲授人体解剖，和传统的教学中授课者端坐在讲座上不同，Vesalius 站在经自己细致解剖后的人体面前给大家讲解[5]。(Courtesy of Ebling Library, Rare Books and Special Collections, University of Wisconsin-Madison)

维方式、教育背景、我们的竞争对手以及合作者的影响。

回顾前人日积月累的研究成果，我们很容易产生一种人类已经没有什么可探索的感觉，但我认为人类的探索永无止境。人类积累的知识正从图书馆枯燥的书架，走向我们口袋里的手机。现在正是我

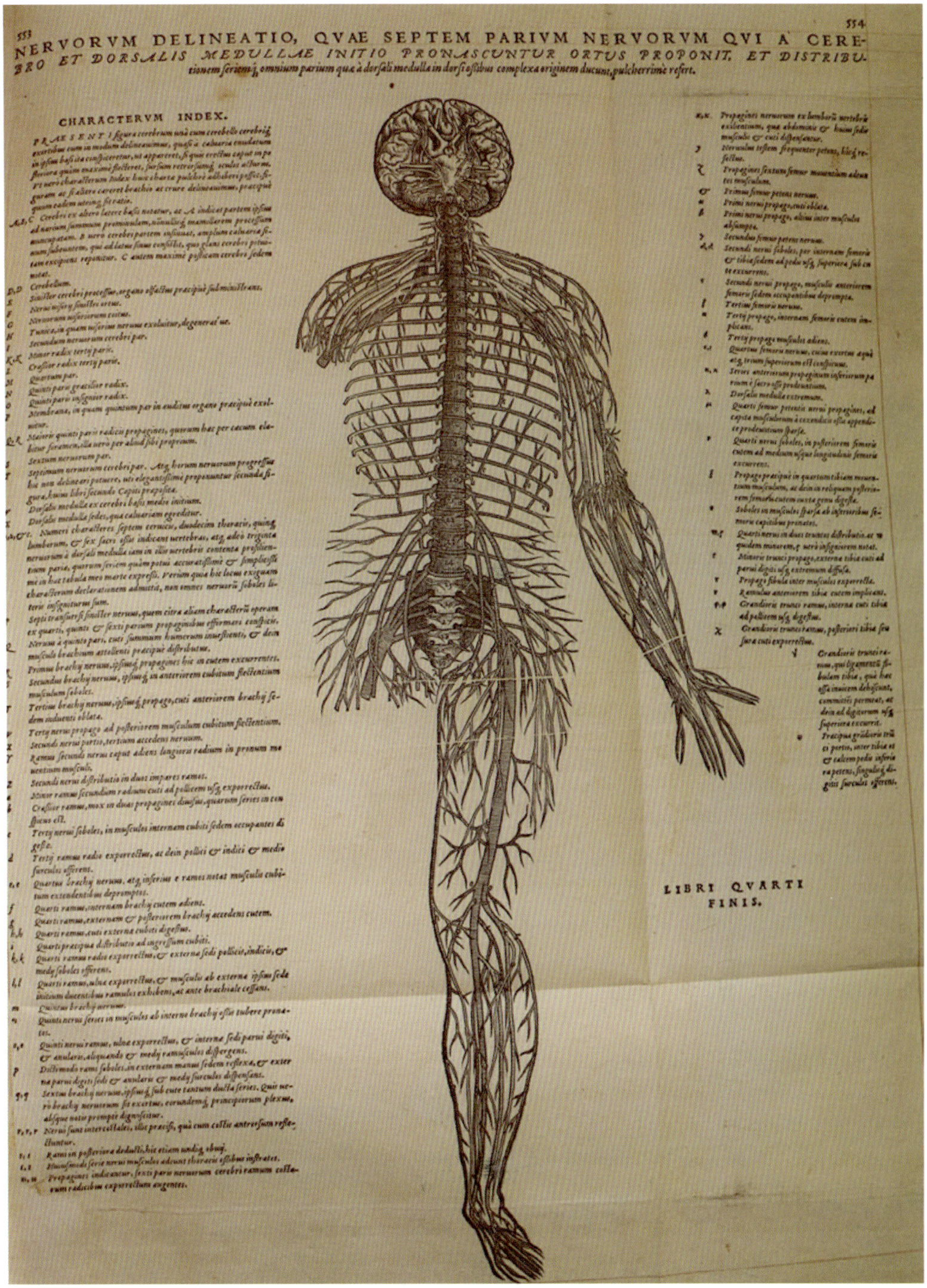

图 1.2 在 1555 年版的《人体构造》折页插图中，Vesalius 描绘了神经系统的构成，令人印象深刻。尽管在没有组织固定技术的当时，解剖工作和描绘工作的完成比较仓促，但是 Vesalius 解剖的准确性优于与他同时代的解剖学家。图中对于臂丛和腰骶丛的描绘虽有错误，但基本能够代表真实情况[6]。(Courtesy of Ebling Library, Rare Books and Special Collections, University of Wisconsin-Madison)

们不断探索的时代。

这本图谱的编写，经过了作者的仔细观察和探索。通过这本书，你可以从知识的源泉中提取真正需要的精华。当你吸收了这些知识，你就会体会到这些知识的独特性。学习者有异，师者亦不同。

本书中所有的内容来自于解剖者对皮肤下人体

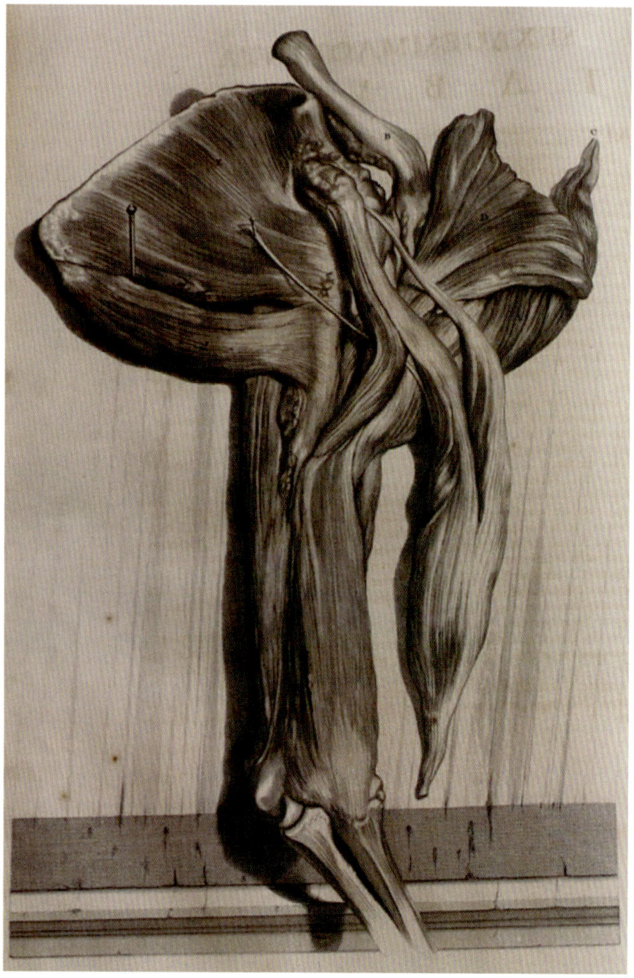

图 1.3　Bidloo 在 1685 年的书中展示肌皮神经穿过喙肱肌。Vesalius 式的解剖和图示方法被后人沿用了几百年。尽管印刷技术和解剖知识取得了很大的发展，但是解剖的这种程式化、戏剧化和充满艺术性的表现形式却一直被保留。Vesalius 的作品采用木板印刷，人们先在木板上人工雕刻上和原稿完全相反的“镜面图像”，然后在雕刻好的木板上涂墨进而印刷。此图来源于 Bidloo 的书中，这幅图像由青铜印刷板印刷而来，这使得印刷出的解剖图片拥有更加细腻的纹理和线条。时至今日，文艺复兴时期的解剖印刷工艺仍然令人钦佩[4,7]。(Courtesy of Ebling Library, Rare Books and Special Collections, University of Wisconsin-Madison)

的精心解剖，掌握这些解剖知识，准备好你的心去探索、去传授、去治愈，因为你正在做前人没有做过的事情。

Christopher D. Baggott
Madison, WI, USA

参考文献

1. Hurren ET (2014) Personal communication. (CD Baggott, Interviewer).
2. Singer C (1957) A short history of anatomy from the Greeks to Harvey. Dover Publications, New York.
3. Singer C (1982) Evolution of anatomy : a short history of anatomical and physiological discovery to Harvey : being the substance of the Fitzpatrick lectures delivered at the Royal College of Physicians of London in the years 1923 and 1924. Second Ed. Alfred A. Knopf, New York (Hertford: Stephen Austin & Sons).
4. Fowler-Sullivan M (2014) Personal communication. (CD Baggott, Interviewer).
5. Vesalius A, van Calcar JS (1543) De humani corporis fabrica libri septem. ex officina Joannis Oporini, Basel.
6. Vesalius A, Joannes O (1555) De humani corporis fabrica libri sep- tem. Per Ioannem Oporinum, Basel.
7. Bidloo G, de Lairesse G (1685) Anatomia Hvmani Corporis, Centum & Quinque Tabvlis, Per Artificiosiss. sumptibus viduae Joannis à Someren [etc.], Amsteledami.

（孙建军　韩芸峰　吴　超 译　王振宇 审校）

第二部分
上肢脊神经

臂丛，锁骨上显露 2

手术解剖

锁骨上的臂丛包括颈神经根和神经干结构。通常，臂丛是由 C5 至 T1 的脊神经前根构成，但 C4 根（“前缀”型）参与臂丛也很常见，T2 根（“后缀”型）参与相对少见[1]。臂丛走行于前、中斜角肌之间，位于由胸锁乳突肌 (sternocleidomastoid，SCM）为前缘、斜方肌为后界、下端为锁骨的颈后三角内。C5 和 C6 根组成上干，C7 根延续为中干，C8 和 T1 根组成下干。由 C5、C6 参与的锁骨上神经是本区域内最大的分支，它起自上干的头侧，靠近分叉部。肩胛背神经（支配菱形肌和肩胛提肌）自 C5 腹侧支发出，胸长神经（支配前锯肌）来自 C5、C6，偶有 C7 腹侧支加入并进入中斜角肌。锁骨下神经（C5、C6）来自上干。

显　露

1. 体位：仰卧位，背部抬高，头转向对侧，可垫肩也可不垫（图 2.1a）。
2. 切口：沿 SCM 后缘斜切口。考虑美观也可做平行于皮肤皱折的水平弧形切口（图 2.1b）。
3. 助手用拉钩牵开皮扶，在皮下脂肪和颈阔肌之间用镊子和手术剪刀游离皮瓣。
4. 颈阔肌沿肌纤维走向潜行分离切开（图 2.2）。
5. 辨认 SCM 的后缘，注意不要伤及耳大神经（沿 SCM 后缘走行）及头侧的副神经。
6. 将 SCM 后缘的脂肪垫切开，可见位于 SCM 深方的水平走行的肩胛舌骨肌（图 2.3a）；用 2-0 缝线标记后切断牵开（图 2.3b）。遇到颈丛的皮支可以切断。
7. 颈横动脉和肩胛上动脉也需要用 2-0 丝线结扎后切断，它们水平走行于手术野的尾侧，有时位于锁骨后方（图 2.3c）。
8. 前斜角肌（对耳轮）可通过走行于其前方的膈神经确认，膈神经由头端向尾端从外侧向中线走行（图 2.4a）。可通过电刺激来确认神经（图 2.4b）。
9. 沿膈神经向头端寻找可见 C5 腹侧支，后者在外侧加入 C6 神经根后构成上干。
10. 中干由 C7 神经根构成，位于上干的尾侧略深方的层面。
11. 中干的尾侧是锁骨下动脉，其后方是下干（图 2.5a）。在下干内侧可见 C8 神经根，它与下干走行方向一致，T1 腹侧支上升后与 C8 神经根成角汇合组成下干（图 2.5b）。将下干向前方牵开更容易显露 T1 神经根。
12. 各干在锁骨后方分开，肩胛上神经自上干发出，在显露锁骨上尾侧部分时常遇到。
13. 副神经在臂丛神经损伤时常常是未受损的，可

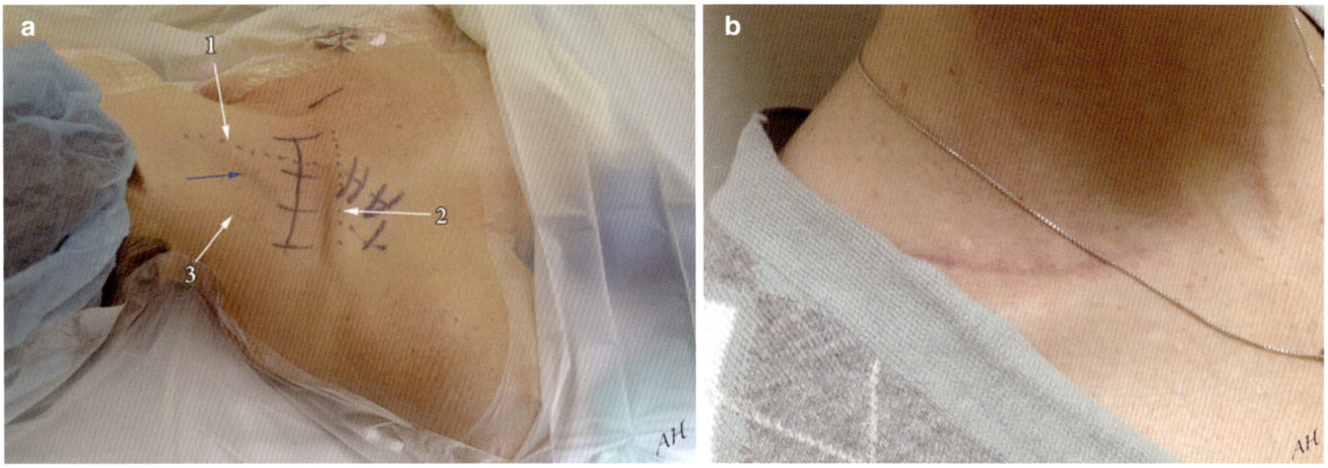

图 2.1　右锁骨上臂丛的显露。（**a**）患者仰卧位，头转向对侧，床头抬高，可垫或不垫肩。白色箭头示颈后三角的边界：1 胸锁乳突肌后缘，2 锁骨，3 斜方肌前缘。蓝色箭号：颈外静脉。切口可沿胸锁乳突肌后缘，也可如图所示沿皮肤皱折水平走行，后者更符合美观要求（**b**）

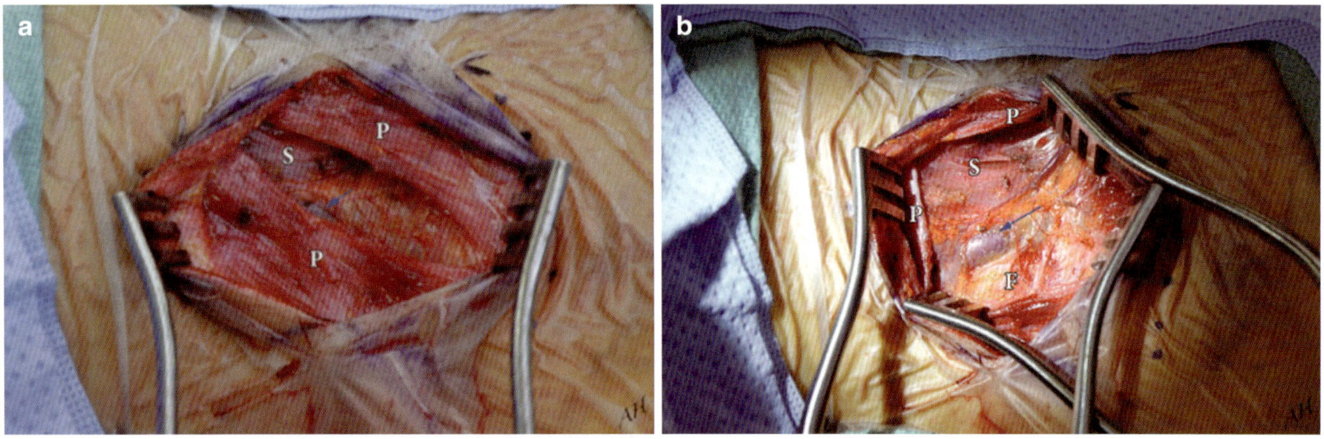

图 2.2　颈阔肌（P）沿肌纤维走行分开（**a**）、牵开（**b**）。图中所示为胸锁乳突肌后缘（S）、颈外静脉（蓝色箭号）、脂肪垫（F）

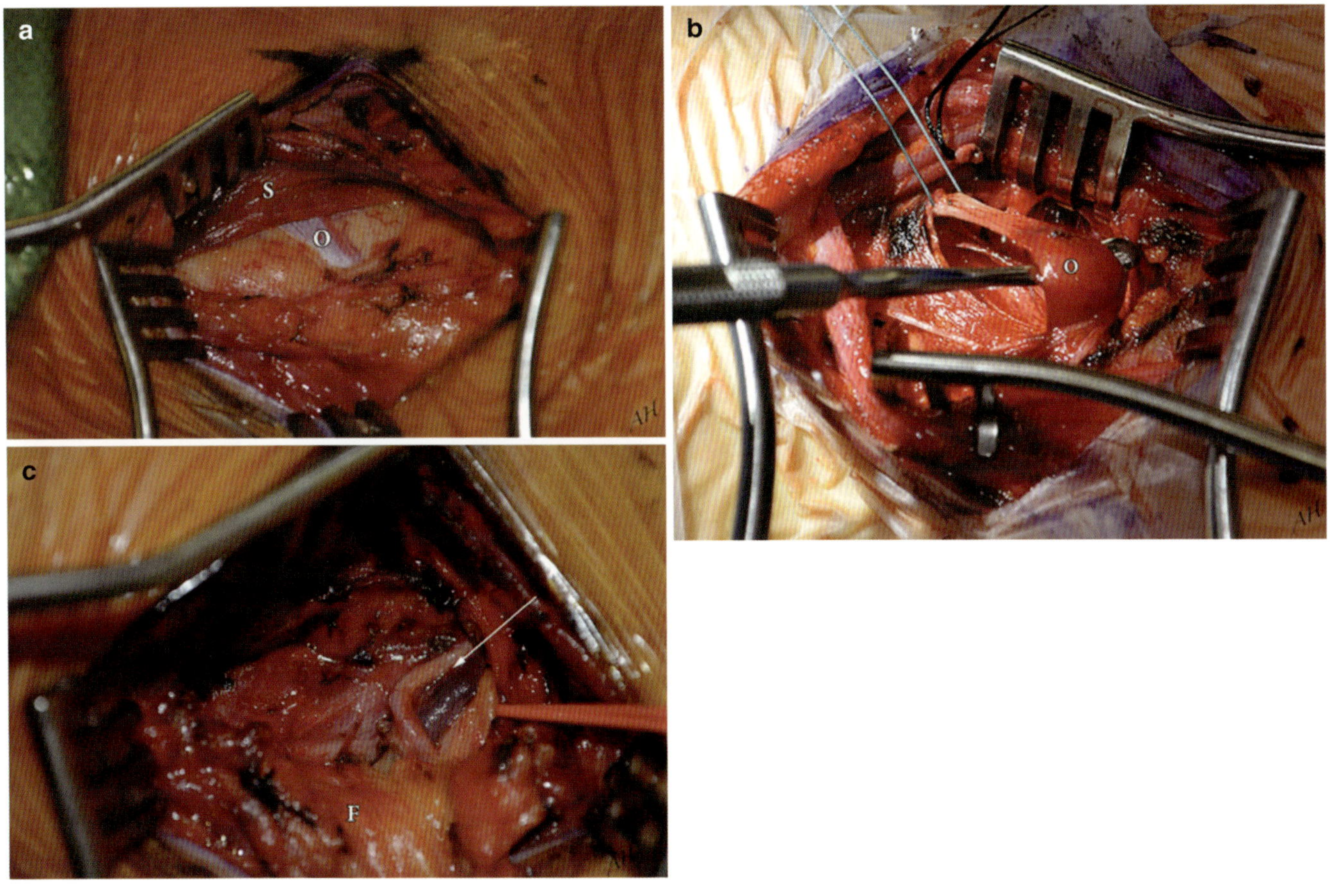

图 2.3　(**a**)肩胛舌骨肌(O)位于胸锁乳突肌(S)的深方，标记后切断(**b**)。(**c**)锁骨上脂肪垫(F)分开后牵向侧方。肩胛上动脉及颈横动脉(箭号)结扎后切断

作为神经移植的供体，在斜方肌前缘下方的脂肪垫中可以找到它(参见第 12 章)。

并发症

1. 膈神经损伤或神经移植时作为供体可造成膈神经麻痹，通常患者耐受性良好，虽可造成肺潮气量的下降，但罕有症状。
2. 血管损伤可伤及锁骨下动脉、颈内静脉、颈横动脉或肩胛上动脉。小的血管可以结扎或夹闭，大的血管需要修补，有时需要血管外科医生帮助。椎动脉损伤可伴发大出血或卒中，因此靠近椎间孔区操作时务必要小心。
3. 胸导管损伤，其位于左侧胸腔，用不可吸收线直接修补缝合或用脂肪垫补片修补后用纤维素胶粘合。
4. 气胸，来自胸膜和肺尖的损伤，胸膜可以直接缝合修补，留置胸腔引流，术后复查胸部 X 线片。
5. 医源性神经损伤。
6. 切口感染。

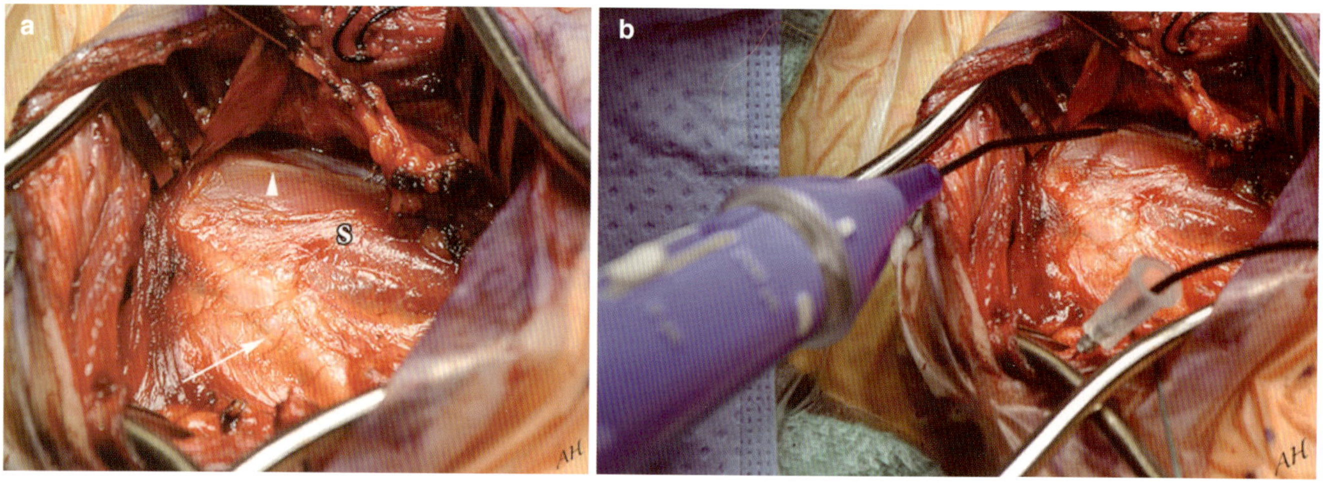

图 2.4 （**a**）膈神经（箭头）走行于前斜角肌（S）表面，神经可通过电刺激来确认（**b**）。注意透过脂肪可见臂丛上干（箭号）

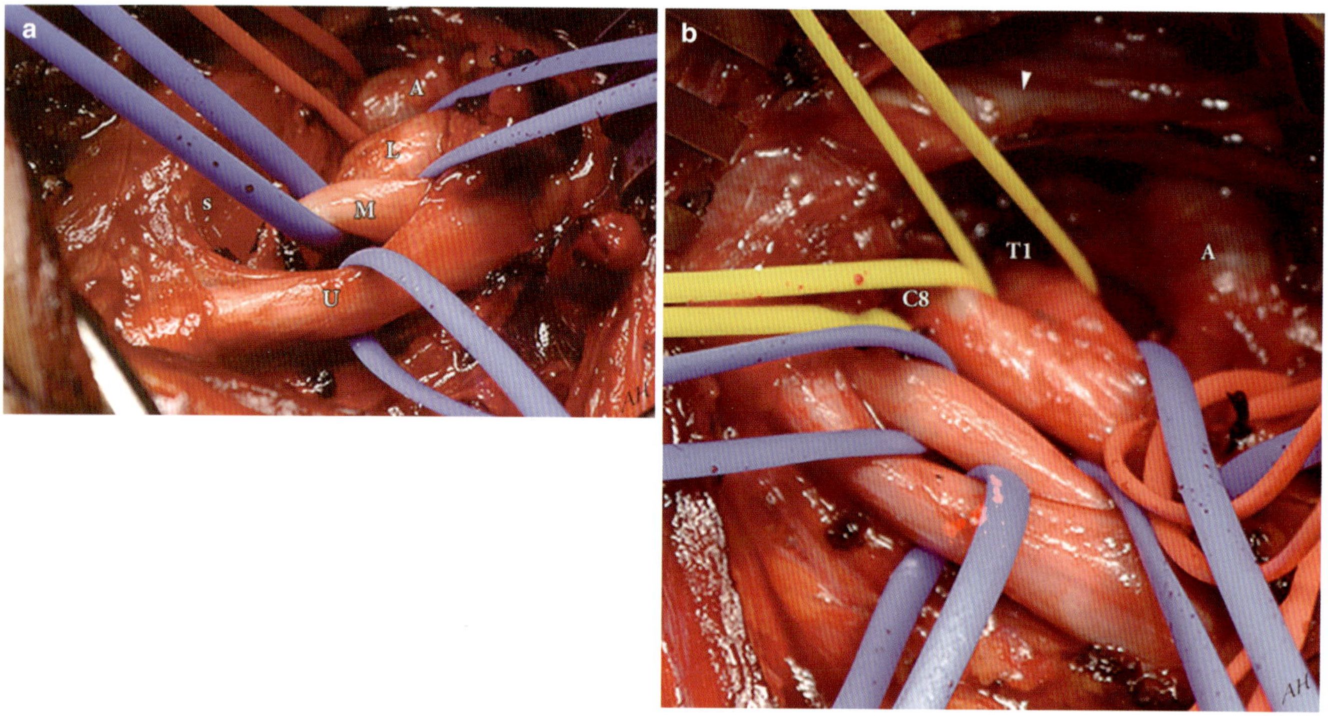

图 2.5 （**a**）辨认臂丛的各干，U 上干（C5,C6），M 中干（C7），L 下干（C8,T1），A 锁骨下动脉，s 前斜角肌。（**b**）进一步向内侧显露（胸廓出口减压）C8 及 T1 腹侧。箭头：膈神经

参考文献

1. Pellerin M, Kimball Z, Tubbs RS, Nguyen S, Matusz P, Cohen- Gadol AA, Loukas M (2010) The prefixed and postfixed brachial plexus: a review with surgical implications. Surg Radiol Anat 32(3):251-260.

（于 涛 译 王振宇 刘 彬 审校）

臂丛，锁骨下显露 3

手术解剖

锁骨下的臂丛包括神经束和终末分支。其与腋动脉关系密切。后束由三干的后股组成，先走行于腋动脉的外侧，然后向后方走行，发出胸背神经（支配背阔肌）、肩胛下神经上支（支配肩胛下肌）、肩胛下神经下支（支配肩胛下肌和大圆肌）。其终末支包括腋神经和桡神经。外侧束由上干和中干的前股组成，先走行于腋动脉的前方然后向外侧走行，发出胸外侧神经。终末支包括肌皮神经和正中神经的外侧部。内侧束由下干的前股组成，先走行于腋动脉后方然后向内侧走行，发出胸内侧神经、臂内侧皮神经和前臂内侧皮神经。终末支包括尺神经和正中神经的内侧部。

解剖学变异

在外侧束及内侧束之间可能会有交通支[1]。外侧束也会参与正中神经，胸外侧神经可能从上干前股更近端发出，也可见于中干前股发出[2]。

显　露

1. 体位：仰卧位，背部抬高，头转向对侧。
2. 切口沿三角肌胸大肌间沟走行（图 3.1）。
3. 将三角肌自胸大肌上分离。在此间隙常会显露头静脉（图 3.2）。在此区域保留血管对游离肌瓣血供是非常重要的。
4. 喙突此时可触及。胸小肌嵌入至喙突的内侧部，肱二头肌短头和喙肱肌起自喙突的外侧部（图 3.3）。胸小肌用 2-0 爱惜康缝线标记后横断牵开。在胸小肌下面的脂肪层内可见臂丛。
5. 切开此脂肪层，显露外侧束可见肌皮神经发出（图 3.4）及侧支加入到正中神经。
6. 外侧束及后束的后外侧部发出腋神经和桡神经。
7. 腋动脉位于外侧束的内后方并部分覆盖于内侧束之上。
8. 内侧束位于腋动脉的内后方，发出尺神经，内侧部加入到正中神经。尺神经的内侧是前臂内侧皮神经和臂内侧皮神经（图 3.5、3.6 和 3.7）。
9. 内侧束和外侧束的终末支呈“M”形环抱着腋动脉（图 3.8）。

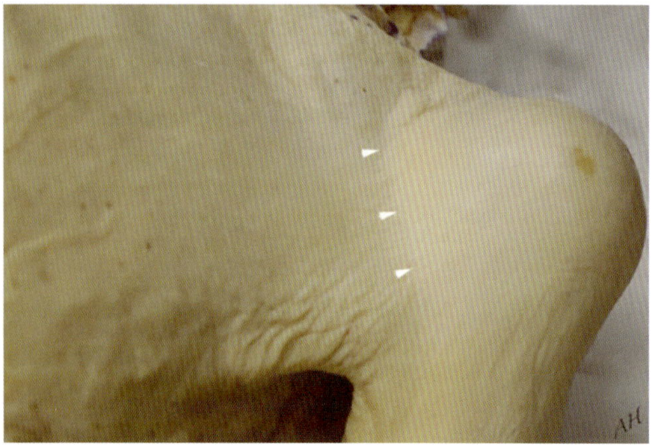

图 3.1 左锁骨下臂丛的显露。切口沿三角肌胸大肌间沟走行（箭头）

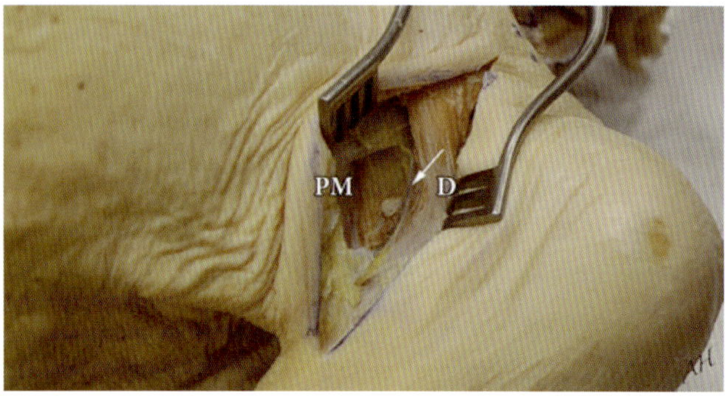

图 3.2 牵开三角肌（D）和胸大肌（PM）。在两者之间可见头静脉（箭号）

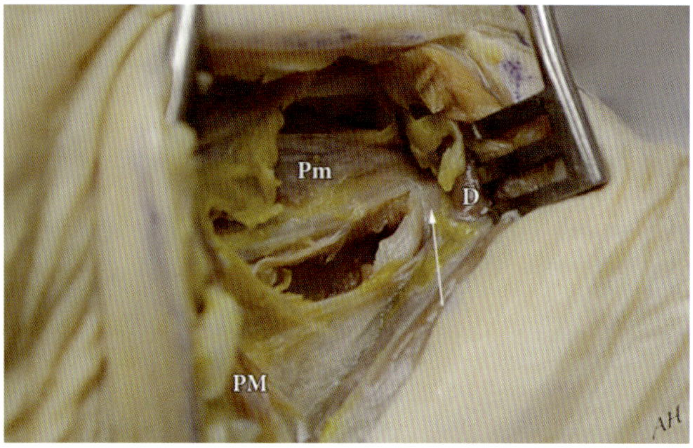

图 3.3 可见胸小肌（Pm），标记后切断牵开。注意外侧由肱二头肌短头和喙肱肌起源的总腱（箭号）。PM 胸大肌，D 三角肌

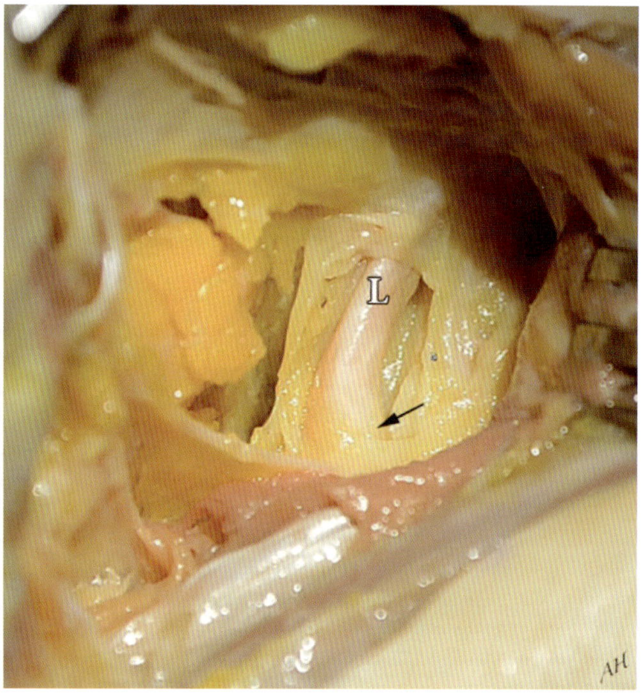

图 3.4 位于胸小肌深方的脂肪垫内可见臂丛及外侧束（L）发出的第一个分支肌皮神经（箭号）。

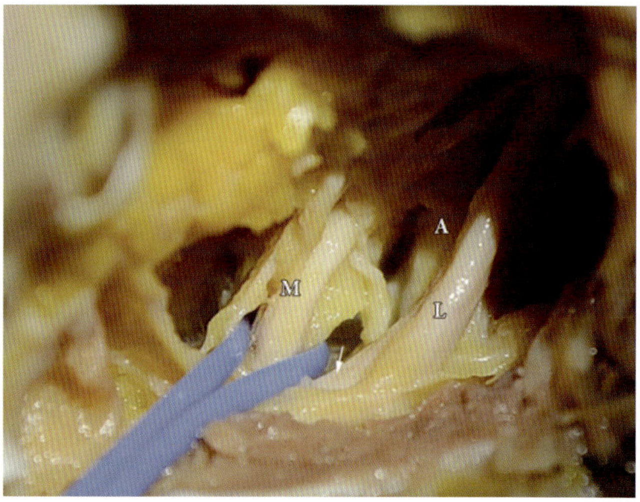

图 3.5 进一步分离可见内侧束（M），外侧束（L）发出侧支加入到正中神经（箭号）。A 腋动脉

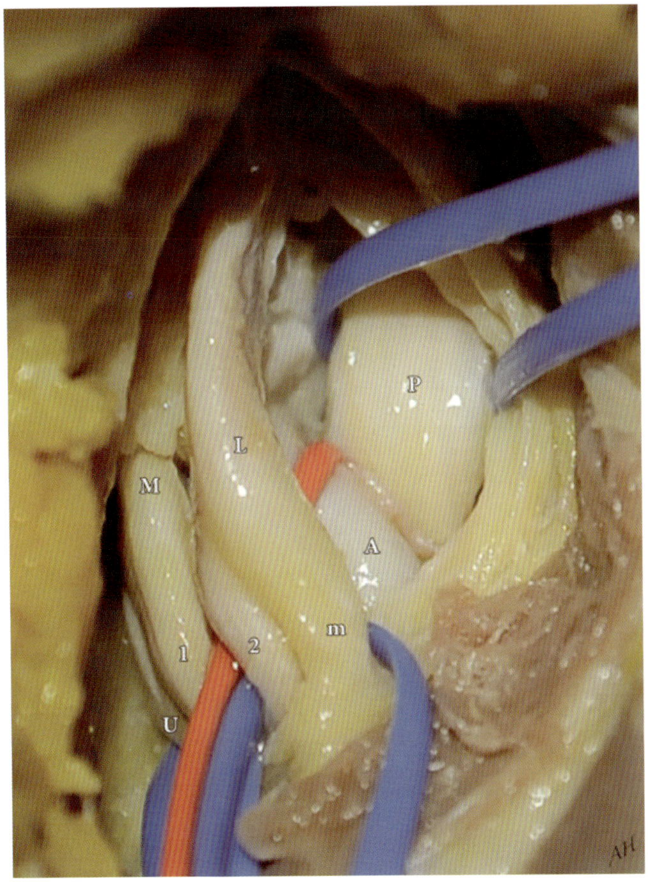

图 3.6 显露臂丛的三个束。M 内侧束，L 外侧束，P 后束，A 腋动脉，U 尺神经，m 肌皮神经，1 正中神经的内侧支，2 正中神经的外侧支

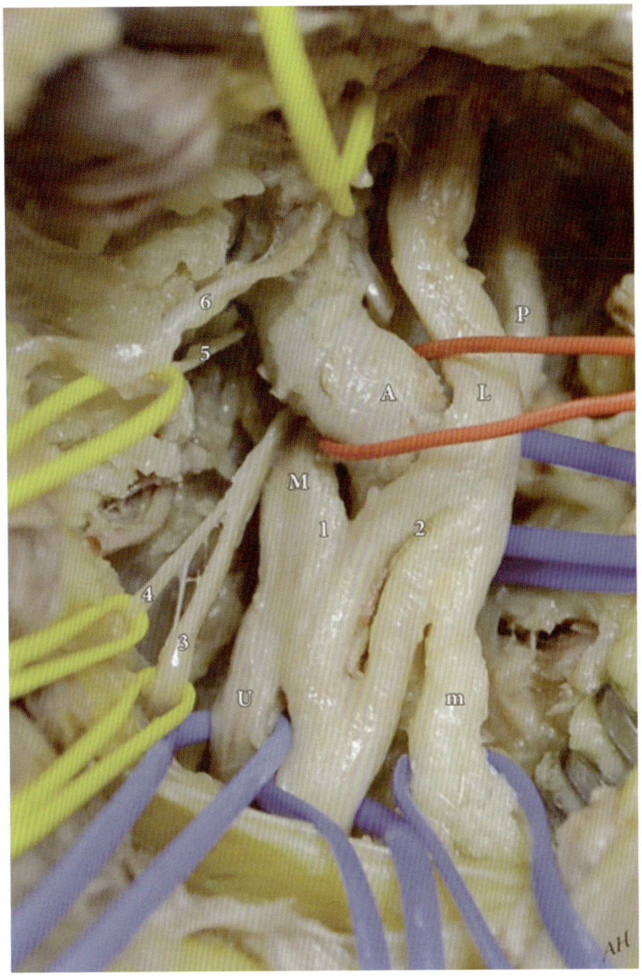

图 3.7 显露内侧束（M）和外侧束 (L) 的主要分支。来自内侧束的有：正中神经内侧支（1），尺神经（U），前臂内侧皮神经（3），臂内侧皮神经（4），胸内侧神经（5）。来自外侧束的有：正中神经外侧支（2），此图中有 2 支外侧支，肌皮神经（m），胸外侧神经（6）。注意胸内侧神经与胸外侧神经在此标本中有联接。P 后束，A 腋动脉

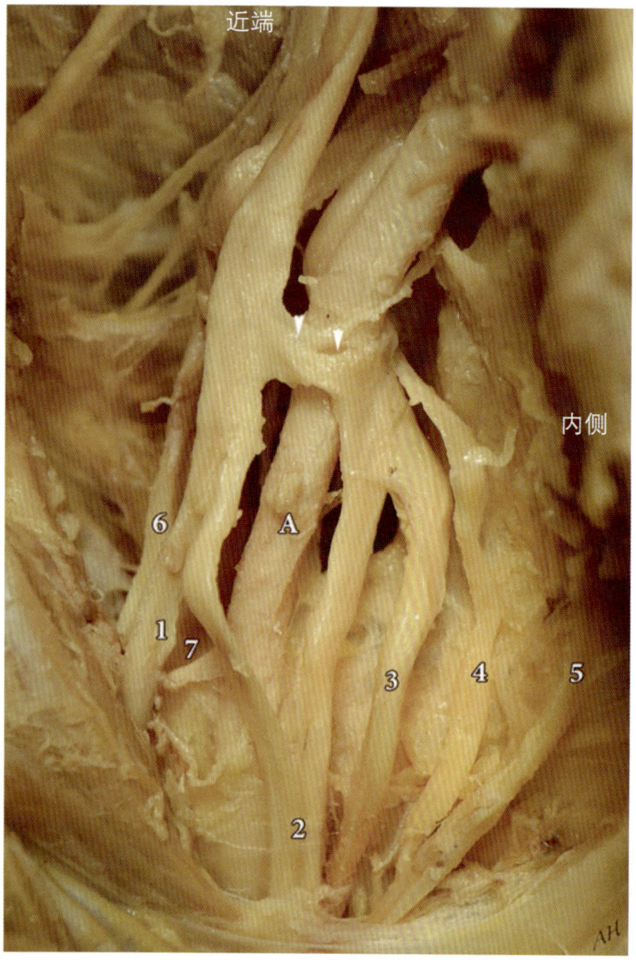

图 3.8 右侧锁骨下显露“M”形组成：1 肌皮神经，2 正中神经，3 尺神经，A 腋动脉，4 前臂内侧皮神经，5 臂内侧皮神经，6 腋神经，7 桡神经。注意内侧束与外侧束之间有交通（箭头）

并发症

1. 动脉损伤
2. 气胸
3. 医源性神经损伤
4. 伤口感染

参考文献

1. Goel S, Rustagi SM, Kumar A, Mehta V, Suri RK (2014) Multiple unilateral variations in medial and lateral cords of brachial plexus and their branches. Anat Cell Biol 47:77-80.
2. Arad E, Li Z, Sitzman T, Agur A, Clarke H (2014) Anatomic sites of origin of the suprascapular and lateral pectoral nerves within the brachial plexus. Plastic and reconstructive surgery 133(1): 20e-27e.

（于 涛 译 王振宇 刘 彬 审校）

臂丛，锁骨上及锁骨下联合显露（全臂丛显露）

4

手术解剖

臂丛三干的分支位于锁骨后呈现典型排列方式。

显　露

1. 锁骨上显露参见第 2 章。
2. 锁骨下显露参见第 3 章。
3. 联合显露：锁骨上切口的外侧端与锁骨下切口的头端相连。
4. 锁骨显露后用纱布条或 Penrose 引流管包绕便于上下牵拉（图 4.1）。
5. 三个干的后股构成后束（图 4.2 和图 4.3）。
6. 上干和中干的前股结合成外侧束。
7. 下干的前股延续为内侧束。
8. 上干终末支自头背侧向尾腹侧依次排列如下：肩胛上神经，后股和前股（图 4.4）。

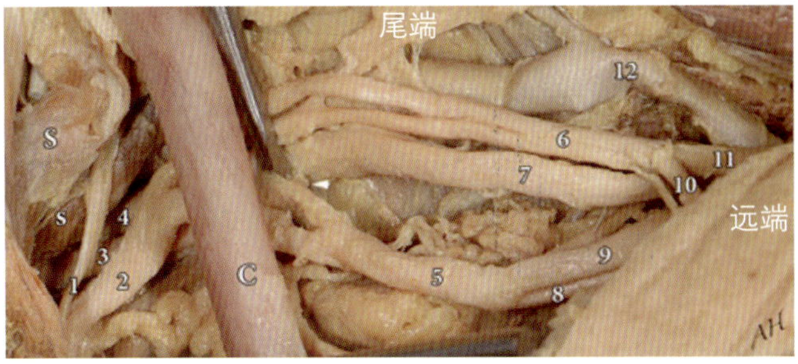

图 4.1　示右侧锁骨上及锁骨下联合显露，显露锁骨（C）后可根据需要向头端或尾端牵开。S 胸锁乳突肌，s 前斜角肌，1 膈神经，2 上干，3 中干，4 下干，5 由三干后股联合组成的后束，来自下干的一小股（箭头）加入中干的后股然后加入到上干的后股，6 外侧束由上干和中干的前股联合构成，7 内侧束由下干的前股延续而成，8 腋神经，9 桡神经，10 肌皮神经，11 正中神经的外侧支，12 腋动脉

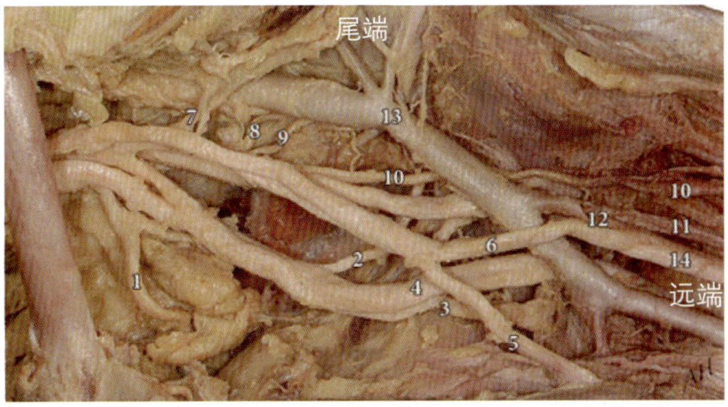

图 4.2　本标本中可见右侧臂丛的其他分支：来自上干的有：1 肩胛上神经。来自后束的有：2 胸背神经，3 腋神经，4 桡神经。来自外侧束的有：5 肌皮神经，6 正中神经的外侧支，7 胸外侧神经。来自内侧束的有：8 胸内侧神经，9 臂内侧皮神经，10 前臂内侧皮神经，11 尺神经，12 正中神经内侧支，13 腋动脉，14 正中神经

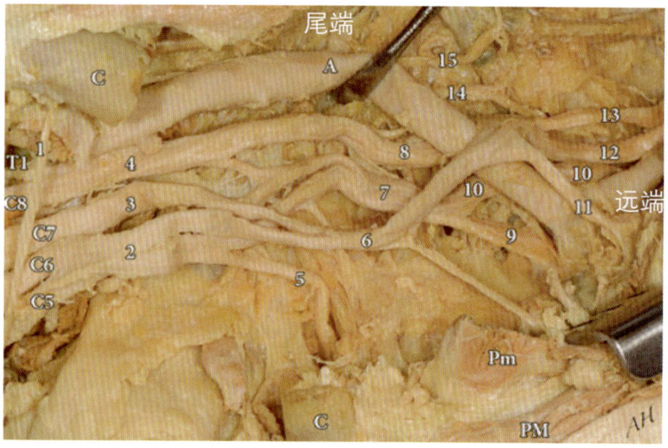

图 4.3 来自不同标本的去除锁骨（C）后的右侧臂丛概观图解。PM 胸大肌，Pm 胸小肌，A 锁骨下动脉延续为腋动脉；1 膈神经，2 上干，3 中干，4 下干，5 肩胛上神经，6 外侧束，7 后束，8 内侧束，9 腋神经，10 桡神经，11 肌皮神经，12 正中神经，13 尺神经，14 前臂内侧皮神经，15 臂内侧皮神经

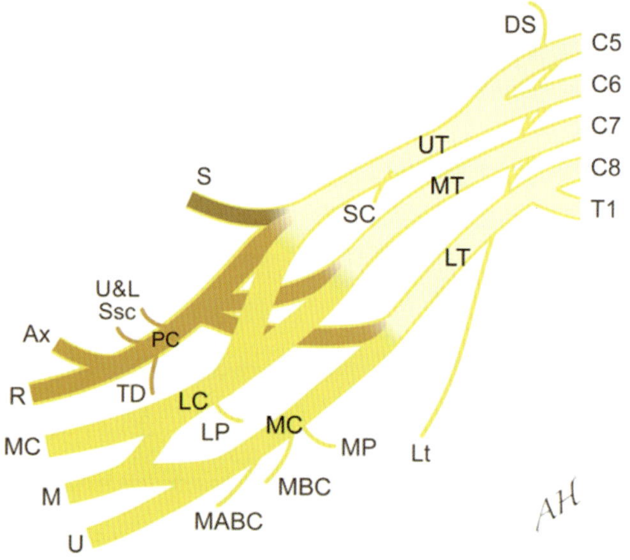

图 4.4 右侧臂丛示意图。注意上干从头端向尾端各分支的排列：肩胛上神经（S），后股，前股。DS 肩胛背神经，Lt 胸长神经，UT 上干，MT 中干，LT 下干，SC 锁骨下神经，PC 后束，LC 外侧束，MC 内侧束，LP 胸外侧神经，MP 胸内侧神经，MBC 臂内侧皮神经，MABC 前臂内侧皮神经，U&L Ssc 肩胛上和肩胛下神经，TD 胸背神经，Ax 腋神经，R 桡神经，MC 肌皮神经，M 正中神经，U 尺神经

参考文献

1. Tse R, Pondaag W, Malessy M (2014) Exposure of the retroclavicular brachial plexus by clavicle suspension for birth brachial plexus palsy. Tech Hand Up Extrem Surg 18(2):85-88.

（于 涛 译 王振宇 刘 彬 审校）

5 臂丛，后方显露

手术解剖

经后方入路时，臂丛位于以下肌肉的前方，它们从表及里依次为：斜方肌，菱形肌和肩胛提肌，上后锯肌，后斜角肌，中斜角肌。在显露过程中，锁骨下动脉位于下干的前方（或深方）。

显　露[1]

1. 体位：俯卧，垫胸枕。
2. 切口：旁正中切口，正中线与肩胛骨内侧缘之间（图 5.1）。
3. 斜方肌垂直切开（图 5.2）。
4. 菱形肌和肩胛提肌垂直切开（图 5.3）。
5. 将肩胛骨向外侧牵开。
6. 上后锯肌和后、中斜角肌部分切除后自第一肋剥离（图 5.4），注意不要将第二肋与第一肋混淆，确认第一肋是深方可触及的最靠近头端的肋骨。
7. 用骨膜剥离器将第一肋分离出来，注意不要损伤位于其下方的神经血管束，锁骨下血管位于第一肋的头端，壁胸膜位于其深方。
8. 用肋骨剪或 Leksell 咬骨钳切除第一肋。
9. 显露各个神经干。

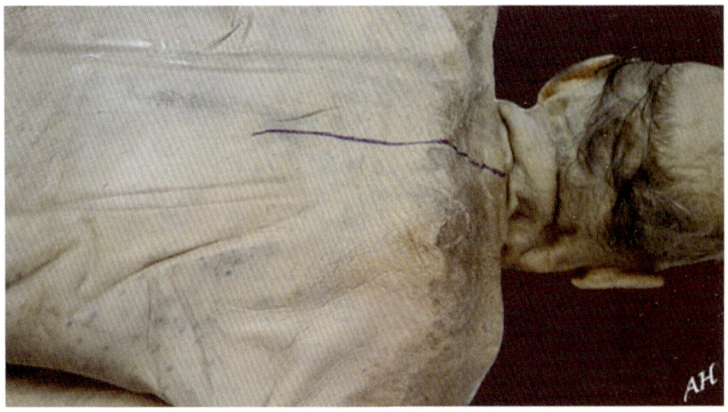

图 5.1　经后方显露右侧臂丛。体位：俯卧位。切口：旁正中切口，在肩胛骨内侧缘与正中线之间

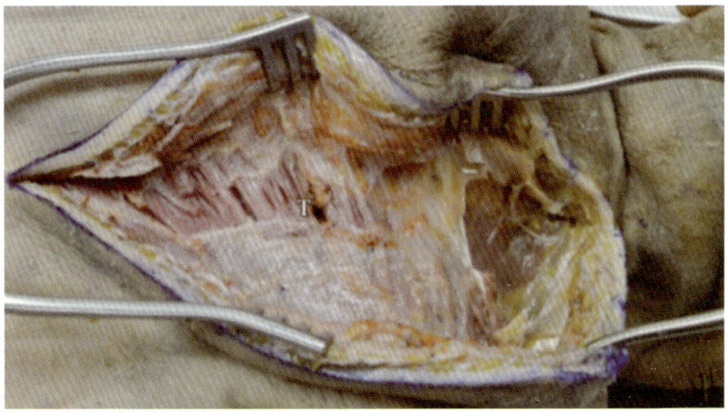

图 5.2　斜方肌（T）显露后切开

10. 用 Kerrison 咬骨钳咬开椎间孔，在最短距离观察神经根，在近椎管孔处常有静脉出血，可用明胶海绵和凝血酶止血纱压迫止血。
11. 沿神经干向远端可追溯到各个分支（图 5.5）。

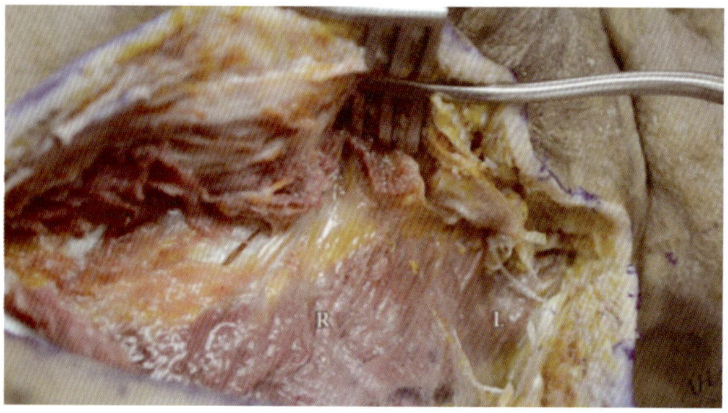

图 5.3　菱形肌（R）和肩胛提肌（L）显露后切开

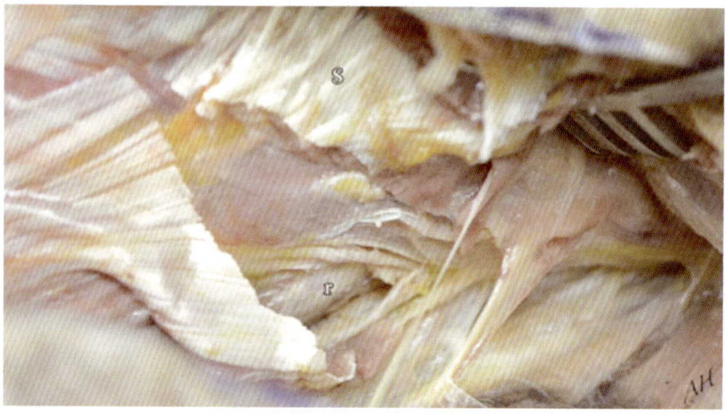

图 5.4　上后锯肌（S）显露后切开，可见肋骨（r）

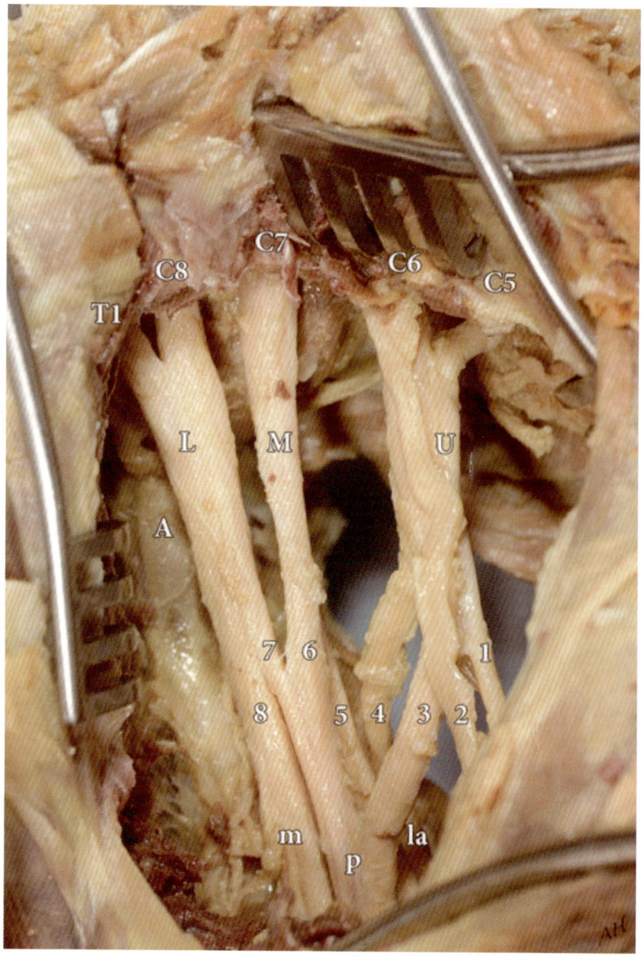

图 5.5　切除第一肋及中、后斜角肌后，从后方观察臂丛。U 上干，M 中干，L 下干，A 锁骨下动脉，la 外侧束，p 后束，m 内侧束，1 锁骨上神经，2 胸长神经，3 上干后股，4 上干前股，5 中干前股，6 中干后股，7 下干后股，8 下干前股

12. 上干走行至肩胛切迹时可见肩胛上神经发出。
13. 胸长神经起自 C5-C7 前根的后方，在中斜角肌内向前锯肌外表面走行。
14. 副神经位于斜方肌下方并向其前缘走行。

并发症

1. 气胸
2. 第一肋下缘的血管神经束损伤
3. 椎动脉损伤
4. 锁骨下动脉损伤
5. 伤口感染
6. 医源性神经损伤

参考文献

1. Hager S, Backus TC, Futterman B, Solounias N, Mihlbachler MC (2014) Posterior subscapular dissection: an improved approach to the brachial plexus for human anatomy students. Ann Anat 196(2-3):88-91.

（于　涛 译　王振宇　刘　彬 审校）

腋神经 6

手术解剖

腋神经（C5、C6）在喙突水平自后束发出[1]，其神经纤维主要来自上干后股。腋神经位于腋动脉及肌皮神经的后方，离开腋窝后通过四边形空间与旋肱后血管伴行进入上臂的后方。这个四边形的空间（四边孔）由头端的肩胛下肌、小圆肌，尾端的大圆肌，内侧的三头肌长头腱和外侧肱骨构成。大圆肌将腋神经和桡神经分离。腋神经支配小圆肌和三角肌，它分成：前支——位于更深方、更靠近肱骨，后支——发出臂外侧皮神经。

临床意义

当肩关节脱位或肱骨颈骨折时常伴有腋神经损伤，导致上臂不能外展。

显　露

前方入路

1. 锁骨下显露参见第 3 章。
2. 在喙突水平可见腋神经自后束发出（图 6.1）。

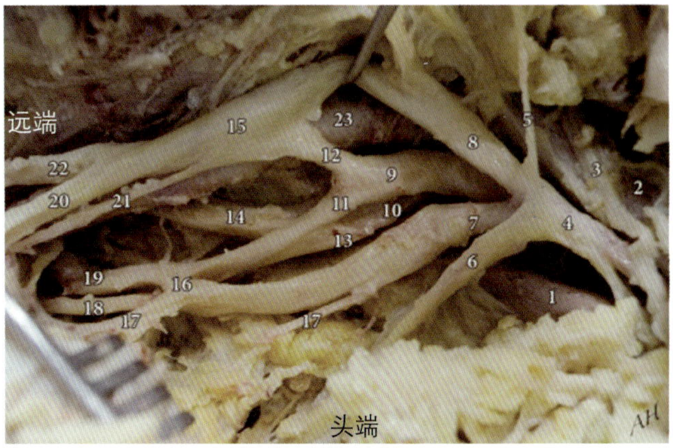

图 6.1　示左侧腋神经和桡神经自臂丛后束发出。1 中斜角肌，2 前斜角肌，3 膈神经，4 上干，5 支配锁骨下肌的神经，6 肩胛上神经，7 上干后支，8 上干前支，9 中干，10 下干，11 中干后支，12 中干前支，13 下干后支，14 下干前支——内侧束，15 外侧束，16 后束，17 肩胛上神经和肩胛下神经，18 腋神经，19，桡神经，20 肌皮神经，21 喙肱肌起始分支，22 正中神经外侧根，23 锁骨下动脉

3. 进入四边孔后，旋肱后血管位于其外侧。
4. 随后腋神经进入手臂的后方。

后方入路（图 6.2）

1. 患者取仰卧位，肩部垫高，臂外侧旋前。
2. 切口位于手臂后方，沿三角肌后缘走行。
3. 切口深及浅、深筋膜。

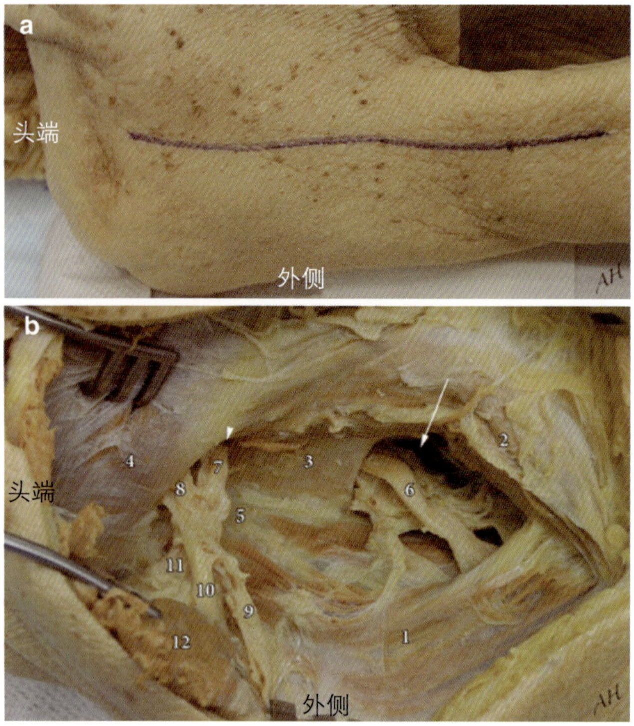

图 6.2 后方入路显露左侧腋神经和桡神经。(**a**)体位：俯卧、侧卧或仰卧垫肩。切口沿三角肌后缘，在三头肌长头和外侧头之间向远端延伸。(**b**)在三头肌长头(1)和外侧头(2)之间显露桡神经(6)，随后进入下三角形间隙(箭号)。显露腋神经，在三角肌(12)后缘附近可见臂外侧皮神经(9)，随后可见腋神经后支(10)，然后可见腋神经主干(7)向四边孔走行(箭头)，腋神经前支(11)位于深方靠近肱骨(5)，分出支配小圆肌(4)的神经(8)后，大圆肌(3)将桡神经与腋神经分离开来

4. 皮支沿三角肌的后缘蜿蜒而行，自深方浅出。
5. 辨认出这个分支非常重要，沿着它向深方探查可见其位于三角肌下方，起自腋神经后支。
6. 后支近端可见腋神经主干自四边孔穿出，并随即发出前支。前支位于更深方且更靠近肱骨。

参考文献

1. Kang MS, Woo JS, Hur MS, Lee KS (2014) Spinal nerve compositions and innervations of the axillary nerve. Muscle Nerve 50(5):856-858.

（于 涛 译 王振宇 刘 彬 审校）

桡 神 经 7

手术解剖

桡神经（C5、C6、C7、C8、T1）在喙突水平起源于臂丛后束，在腋窝深方，位于腋动脉和外侧束的后部，出腋部后穿过由头端大圆肌、内侧肱三头肌长头、侧方肱骨组成的腋下三角形间隙后向上臂走行。在腋窝上方高位水平发出肱三头肌支。之后神经进入上臂后部，在桡神经沟内深方伴行肱二头肌血管。随后神经干进入前臂，先走行在肱二头肌、肱三头肌之间，后走行在肱三头肌与肱桡肌之间发出分支支配肱桡肌、桡侧腕长伸肌（extensor carpi radialis longus，ECRL）和桡侧腕短伸肌（extensor carpi radialis brevis，ECRB），成为骨间后神经（posterior interosseous nerve，PIN）和表浅桡神经（仅有皮支）。骨间后神经穿入旋后肌（通过 Fröhse 弓结构，也叫旋后肌弓，是旋后肌上端表层肌肉围成弓形，其内有骨间后神经通过）支配前臂后方其余的肌肉。桡神经表浅支穿肱桡肌腱下方，支配手背桡侧半和桡侧两个半手指至中节指骨的皮肤感觉。

临床意义

- 发生于桡神经沟处的桡神经损伤，不会影响肱三头肌功能，但是会引起垂腕（图 7.1）。感觉障碍局限于患侧鼻烟窝部位的皮肤。此类损伤多见于肱骨干骨折和外科相关损伤。

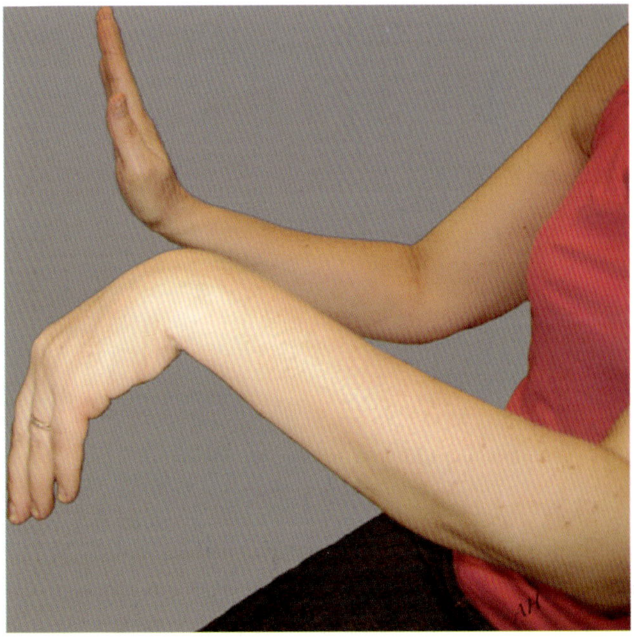

图 7.1　桡神经麻痹后出现左侧垂腕

- 骨间后神经损伤不会影响桡侧腕长伸肌和桡侧腕短伸肌，会导致伸腕时向桡侧偏斜（图 7.2）。可同时伴有手指无力屈曲，不会出现皮肤感觉障碍。Fröhse 弓[1] 和 Henry 血管[2]（桡返动脉扇形分支）导致的神经压迫会出现此类损伤。

显　露

前路手术，经腋窝（参见图 6.1）

1. 类似于第三章的锁骨下显露。
2. 桡神经在喙突水平起源于臂丛后束，位于臂丛侧束和腋动脉的深方。
3. 桡神经随后进入下三角区，伴行深方的肱血管。
4. 随后桡神经进入前臂后部。

上臂后部（参见图 6.2）

1. 患者取仰卧位，肩下垫高，掌心向上。
2. 切口起自三角肌后缘，延伸至上臂后部中段。
3. 切口深及浅、深筋膜。
4. 分辨肱三头肌长头和外侧头之间的间隙。
5. 打开间隙，分离肱三头肌长头和外侧头。
6. 显露桡神经和三头肌的分支。
7. 在肱三头肌外侧头和中间头之间可以进一步分离桡神经。

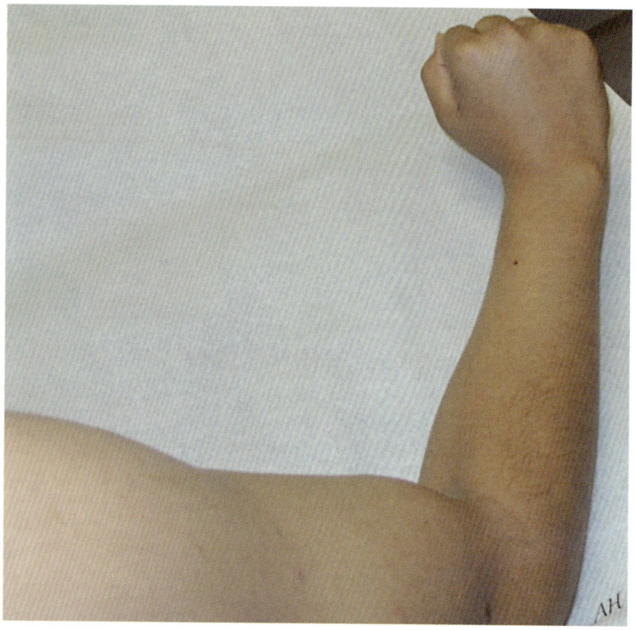

图 7.2　右侧骨间后神经（PIN）麻痹。当患者做伸腕动作时出现手腕向桡侧倾斜

肘前部（图 7.3 和 7.4）

1. 体位：患者取仰卧位，前臂外展。
2. 切口位于上臂远端前面，肱二头肌腱内侧，肱三头肌和肱桡肌外侧。
3. 打开浅、深筋膜层。
4. 桡神经位于肱二头肌内侧和肱三头肌外侧之间。
5. 远端神经位于肱二头肌内侧和肱桡肌外侧之间。

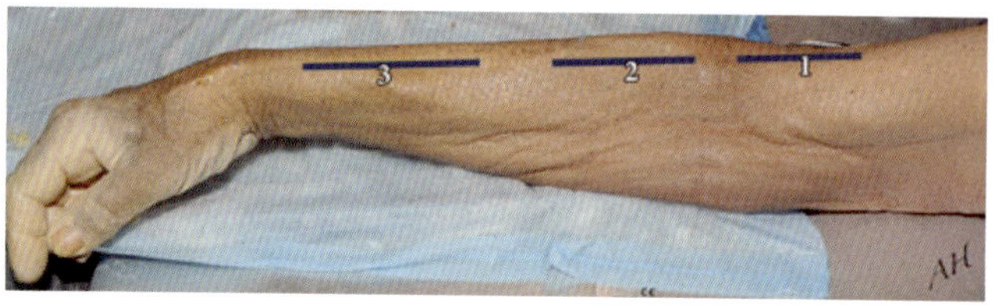

图 7.3　桡神经显露切口，分别位于上臂远端（1），前臂中段（2），前臂远端（表浅桡神经）（3）

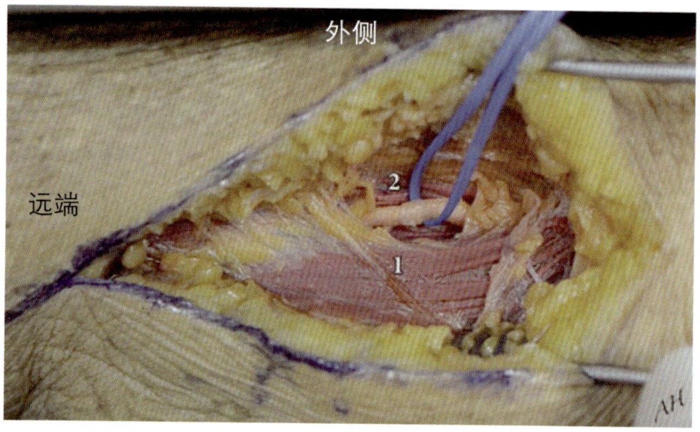

图 7.4　在上臂远端，桡神经（蓝色条带）位于肱二头肌（1）内侧和肱三头肌（2）外侧

前臂近端（图 7.5）

1. 体位：患者取仰卧位，前臂外展。
2. 切口沿着肱桡肌前缘或者在肱桡肌和桡侧腕长伸肌之间。
3. 桡神经位于肱桡肌外侧，肱二头肌和肱肌的内侧。
4. 远端可以观察到桡神经的肱桡肌、桡侧腕长伸肌和桡侧腕短伸肌的分支。
5. 骨间后神经起自桡神经，向下进入前臂后部，在旋后肌腱深方走行（Fröhse 弓），在同样位置，与骨间后神经关系密切的 Henry 血管袢也经常见到。

前臂远端，表浅桡神经（图 7.6）

1. 体位：患者取仰卧位，臂外展，前臂内旋。
2. 切口：沿桡骨外侧缘。
3. 表浅桡神经及其伴行的头静脉走行于浅筋膜表面。
4. 随后进入深筋膜，在肱桡肌腱深方行走。

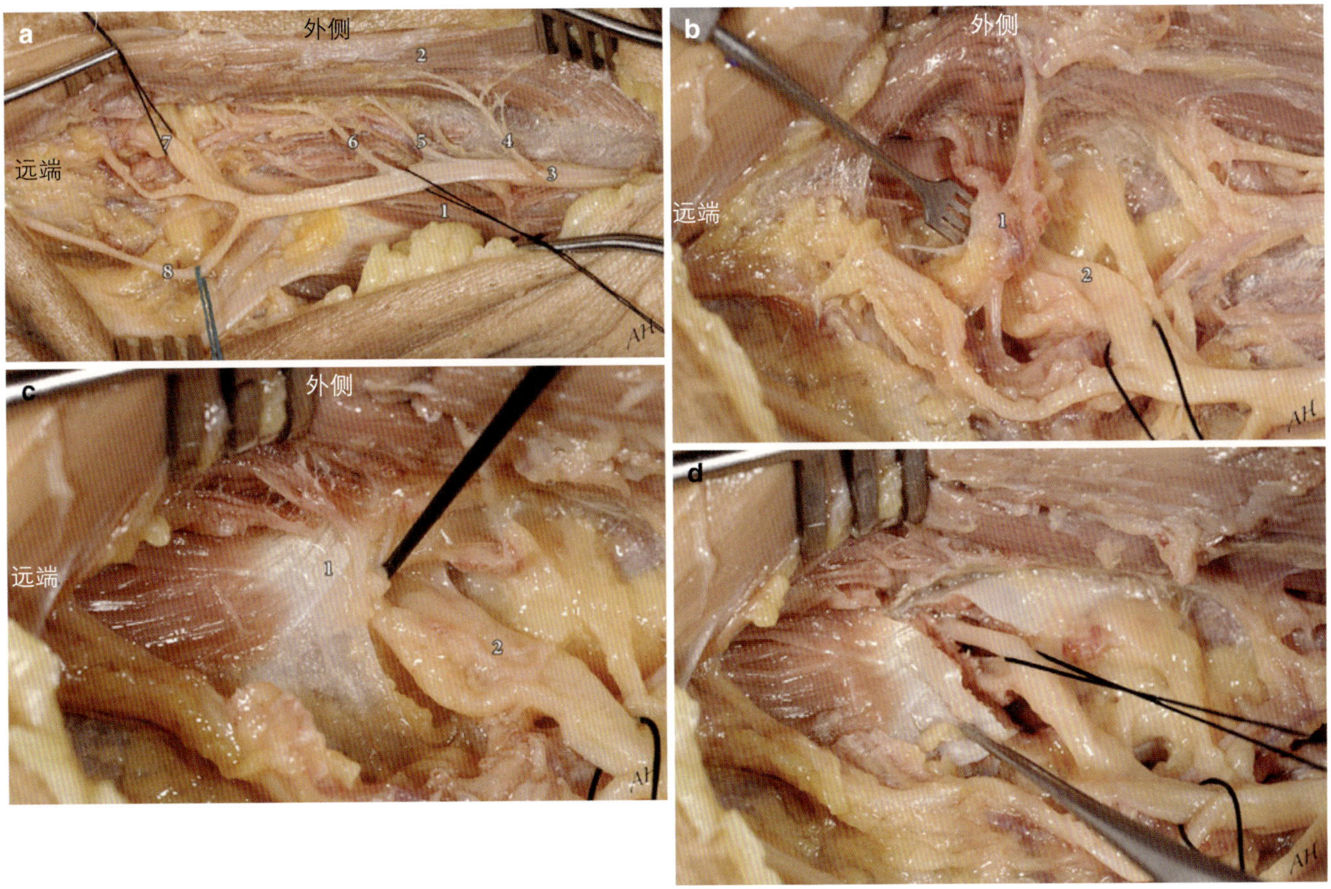

图 7.5 前臂近端右侧桡神经显露。（**a**）桡神经（3）在肱二头肌（1）内侧和肱桡肌（2）外侧之间。两条主要终末支是 PIN（7）和表浅桡神经（8）。注意肱桡肌支（4）、ECRL（5）、ECRB（6）在发出 PIN 前发出。（**b**）Henry 血管袢（1）可能对 PIN 造成卡压，可以结扎后切断。（**c**）Fröhse 弓（1）是旋后肌的尖锐腱膜结构，它也可以对 PIN（2）造成卡压。（**d**）完全减压后的 PIN

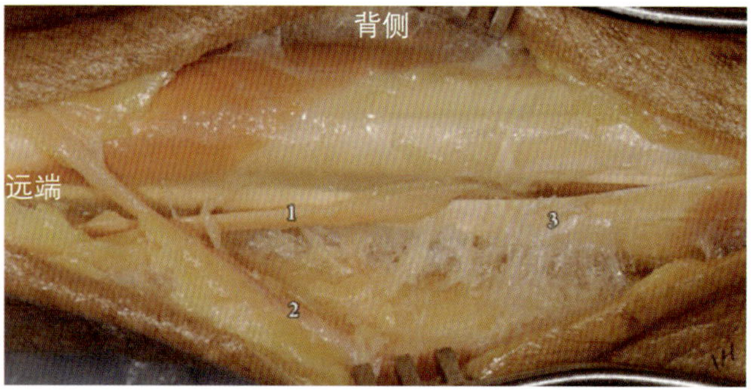

图 7.6 前臂远端右侧表浅桡神经（1）显露。2 头静脉。3 肱桡肌腱

5. 最终，表浅桡神经进入手腕背侧及手部，分支延续为末端皮神经。

参考文献

1. Kinni V, Craig J, van Holsbeeck M, Ditmars D (2009) Entrapment of the posterior interosseous nerve at the arcade of Fröhse with sonographic, magnetic resonance imaging, and intraoperative confirmation. J Ultrasound Med 28(6):807-812.
2. Loizides A, Peer S, Ostermann S, Henninger B, Stampfer-Kountchev M, Gruber H (2011) Unusual functional compression of the deep branch of the radial nerve by a vascular branch (leash of Henry): ultrasonographic appearance. Rofo 183(2):163-166.

（于 涛 译 王振宇 刘 彬 审校）

肌皮神经

8

手术解剖

肌皮神经（C5，C6，C7）在喙突水平起自臂丛侧束的主干，位于腋动脉侧方。在穿过喙肱肌之前，发出几条分支支配喙肱肌。随后，行走在肱二头肌和肱肌之间。它发出分支，支配上述两块肌肉，随后移行为前臂外侧皮神经，支配前臂外侧面的皮肤。在臂部，肌皮神经和正中神经有广泛的纤维联系[1]。

临床意义

肌皮神经损伤会导致屈肘活动障碍。臂丛侧束和上干损伤时会出现典型肌皮神经损伤的症状。臂丛神经 C5、C6 神经根撕脱伤也会出现肌皮神经损伤症状，通常这种神经根撕脱伤是神经移植术的指征（参见第 23 章）。

显 露

腋窝水平（图 8.1）

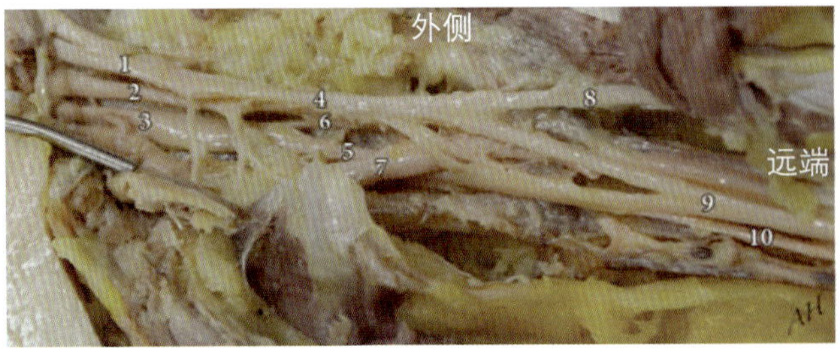

图 8.1 左侧的肌皮神经（8）是臂丛神经（4）外侧束的两条主要终末分支之一。在穿喙肱肌之前发出分支支配它。尺神经（10）是臂丛神经内侧束（5）的主要终末分支之一，正中神经（9）起源于臂丛神经内侧束和外侧束的一条或几条分支。1 臂丛上干，2 臂丛中干，3 臂丛下干，6 臂丛后束，7 腋动脉

1. 锁骨下显露参见第 3 章。
2. 神经随后在侧方走行，显露时需要分离或横断胸大肌腱。
3. 在发出几条分支支配喙肱肌之后，肌皮神经在侧方穿过喙肱肌（图 8.2）。

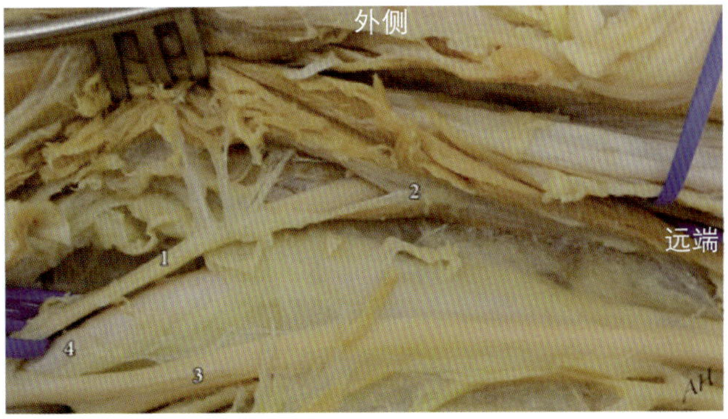

图 8.2 肌皮神经（1）穿过喙肱肌（2）。注意支配喙肱肌的梳状分支。较高部位的支配分支通常起源于肌皮神经的起始处或臂丛外侧束。3 正中神经，4 腋动脉

上臂水平（图 8.3）

1. 做沿着肱二头肌内侧缘的皮肤切口。可以通过触摸脉搏的方式确认肱动脉并沿着它切开。

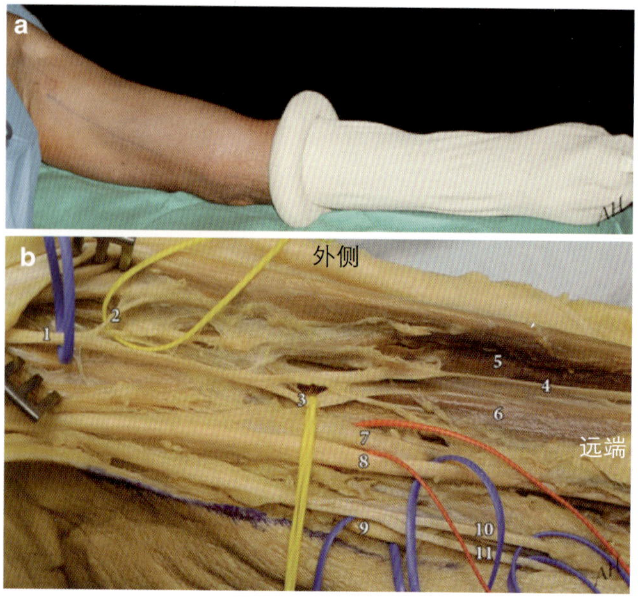

图 8.3 （**a**）左臂内侧面显露肌皮神经、正中神经和尺神经。患者仰卧，臂外展。做沿着臂内侧的皮肤切口，可以通过触摸脉搏的方法协助确定神经血管束。（**b**）尸体解剖所示肌皮神经（1）、正中神经（8）、尺神经（9）。正中神经和尺神经在上臂都没有主要分支，肌皮神经发出肱二头肌支（2）、肱肌支（3）、前臂外侧皮神经（4）。肌皮神经走行于肱二头肌（5）和肱肌（6）之间。7 肱动脉，10 前臂内侧皮神经，11 臂内侧皮神经

2. 切口要深达浅筋膜和深筋膜。
3. 确认肱二头肌的内侧面，向外侧牵开，显露肱二头肌和肱肌间的间隙，在这个间隙，可以找到肌皮神经。
4. 接下来，沿着肱二头肌的内侧和深面，可以辨认出肌皮神经支配肱二头肌的分支，追踪这些分支，直至确认起自肌皮神经。
5. 随后，肌皮神经发出支配肱肌的分支，在肌肉的前表面进入并支配肱肌。
6. 最后，神经主干在肱二头肌腱外侧穿过深筋膜，移行为前臂外侧皮神经。

参考文献

1. Kumar N, Guru A, D’Souza MR, Patil J, Nayak BS (2013) Incidences and clinical implications of communications between musculocutaneous nerve and median nerve in the arm - a cadaveric study. West Indian Med J 62(8):744-747.

（于 涛 译 王振宇 刘 彬 审校）

正中神经

9

手术解剖

正中神经（C5、C6、C7、C8、T1）在腋窝由臂丛神经内侧束和外侧束分支组成。正中神经走行于腋动脉的前方，继而走行于上臂动脉的前方。它在肱肌的前方进入肘窝，然后进入肱二头肌腱膜的深方。正中神经在前臂上部发出第一个分支，支配前臂几乎所有的屈肌，包括旋前圆肌、桡侧腕屈肌、掌长肌、指浅屈肌。骨间前神经（AIN）起自正中神经的外侧，支配拇长屈肌、指浅屈肌桡侧半和旋前方肌。其中没有皮肤感觉区域分布支配。正中神经先走行在旋前圆肌两头之间，后走行于指浅屈肌两头之间，随后正中神经同屈肌肌腱一起在屈肌支持带（腕横韧带）下方进入腕管。支配手掌皮肤分支通常在手腕近端发出，走行于屈肌支持带浅面。在手部，正中神经发出一个回返运动分支（掌返支）支配大鱼际区肌肉：拇短屈肌、拇短展肌和拇对掌肌。它还支配桡侧1、2蚓状肌，然后发出支配手指皮肤的分支，包含手掌表面的外侧三个半手指和其远端指骨的背侧皮肤。

解剖变异

Martin-Gruber 吻合支：正中神经和尺神经在前臂的吻合支。

Marinacci 交通支：尺神经和正中神经在前臂的交通支。

Riche-Cannieu 吻合支：尺神经深支与正中神经返支在手掌中的变异吻合支。

Berrettini 吻合支：尺神经和正中神经的指神经之间的吻合支[1]。

临床意义

典型的腕管综合征通常会影响手掌的感觉，因为掌部皮神经通过腕横韧带的表浅部。疾病进展则会引起鱼际肌的力弱和肌肉萎缩（图 9.1）。

骨间前神经损伤会导致拇指指间关节和示指远端指间关节（distal interphalangeal joint，DIP）屈曲肌力减弱，不能够做出“OK”的手势（图 9.2）。但是不会出现皮肤感觉障碍。

许多邻近正中神经的病变会导致握拳功能

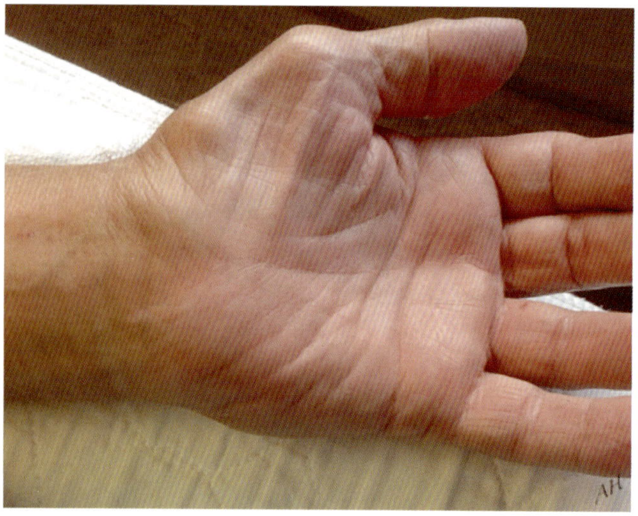

图 9.1 严重的腕管综合征会出现鱼际肌的萎缩。此类患者同时会伴有典型的桡侧三个半手指掌面皮肤的感觉障碍

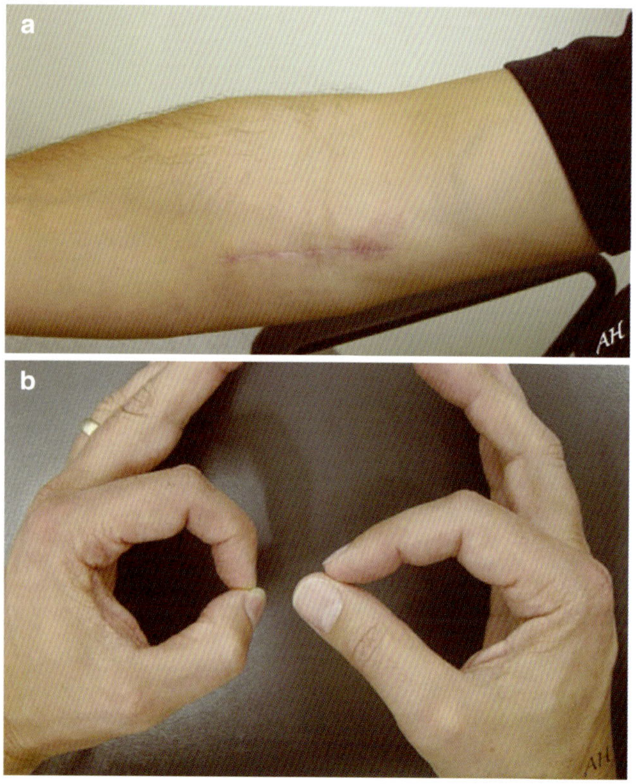

图 9.2 右侧正中神经神经鞘瘤切除术后（**a** 图显示切口）。患者出现骨间前神经损伤，请注意右手无法完成“OK”的动作（图 **b** 所示）。患者不合并皮肤感觉障碍

障碍。因为尺神经保持完好，所以尺侧半两个手指仍然可以屈曲，导致出现“祝福状手”畸形（图 9.3）。

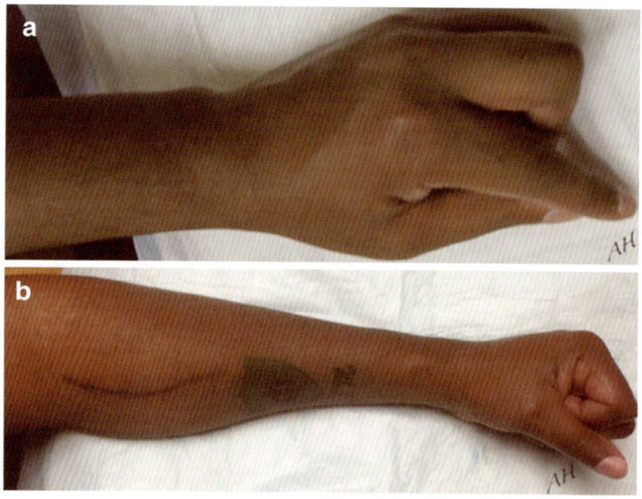

图 9.3 **a**. 祝福状手：发生于腋窝刺伤之后，患者左手无法握拳，损伤发生于正中神经起源臂丛外侧束的部位。**b**. 手术神经修复 6 个月之后，腓肠神经移植到了臂丛外侧束，桡侧腕短伸肌支配神经转接到了骨间前神经

Struthers 韧带（指从肱骨干上的骨性突起连接到肱骨内上髁的韧带）将肱骨内上髁与髁上棘连接起来，此处存在或者不存在骨刺都可能会引起正中神经的压迫。

显 露

上臂水平（参见图 8.3）

1. 皮肤切口沿着肱二头肌内侧缘，可以通过触摸脉搏的方式确认肱动脉并沿着它切开。
2. 切口要深达浅筋膜和深筋膜。
3. 通常在肱动脉浅层，可以找到正中神经。
4. 在胸大肌腱深方，沿着朝向腋窝的方向，可以追溯正中神经起源于臂丛的内侧束和外侧束。
5. 上臂远端，正中神经走行于肱二头肌和肱肌之间。

肘窝水平（图 9.4）

1. 做正中前侧“Z”字形切口，避免经过肘横纹。

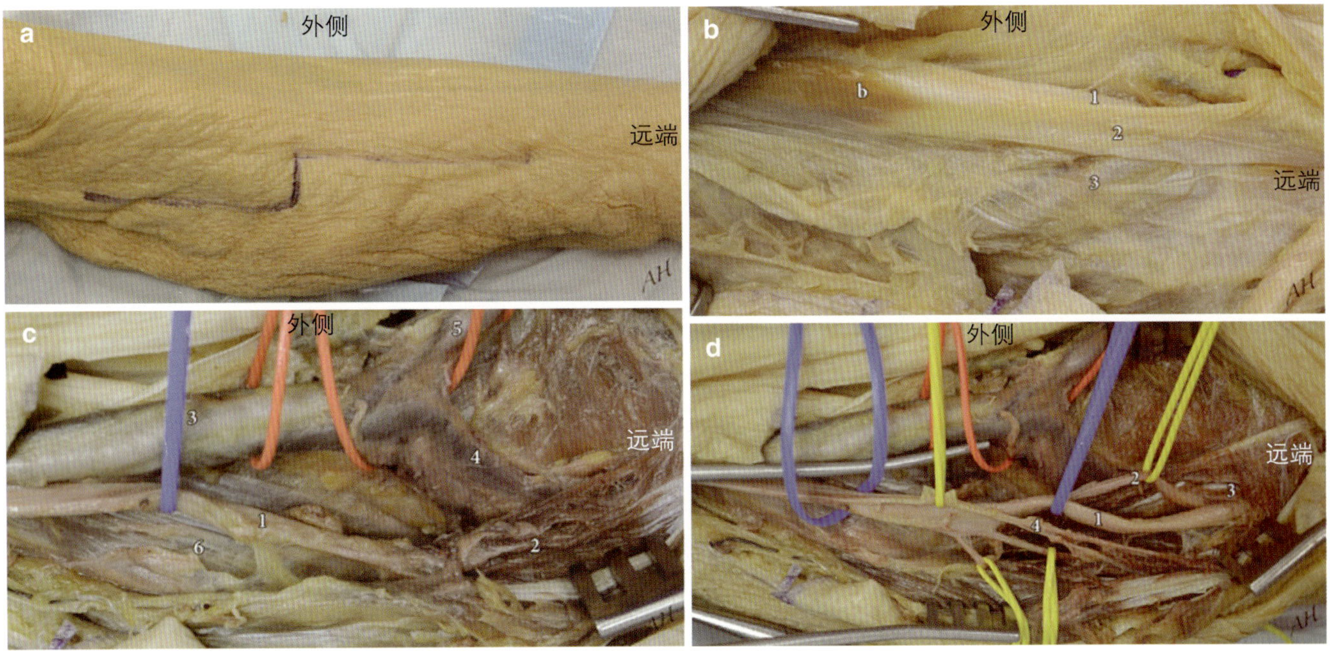

图 9.4 正中神经在左侧肘窝水平的显露。(**a**)皮肤切口。(**b**)肱二头肌，1 肱二头肌腱，2 肱二头肌腱腱膜，3 肱动脉。(**c**)打开肱二头肌腱腱膜所示，显示正中神经(1)进入旋前圆肌(2)，肱动脉(3)和并行静脉，同时显示肱动脉分成尺动脉(4)和桡动脉(5)的分叉点。在肘窝底部，显露肱肌(6)。(**d**)显示正中神经(1)的分支：2 骨间前神经是唯一发自正中神经桡侧的神经分支，正中神经和骨间前神经都位于指浅屈肌(3)的两个头之间，旋前圆肌支(4)是正中神经的第一个分支

2. 在浅筋膜层面可以找到肘前静脉，结扎并且切断。
3. 打开深筋膜，显露肱二头肌腱腱膜。
4. 打开肘窝，显露其内容物，可以发现肱动脉在肘窝水平分为桡动脉和尺动脉，正中神经位于动脉的内侧。
5. 正中神经发出分支支配除外尺侧腕屈肌之外的浅屈肌。
6. 骨间前神经起自正中神经的桡侧。
7. 正中神经和骨间前神经在旋前圆肌的两头之间离开肘窝水平，然后行走于指浅屈肌腱的深方[3]。

腕管水平(图 9.5)

1. 沿着环指桡侧平行线，远端腕横纹至手掌根部正中切口。
2. 注意保护支配手掌皮肤的分支，其走行于腕横韧带表浅方或其内。
3. 掌腱膜是掌长肌腱的延续，可以沿着皮肤切口切开或者向一侧牵开。
4. 使用 15 号手术刀锐性切开腕横韧带。
5. 显露正中神经。可以使用 Woodson 工具，在切开腕横韧带剩余部分的时候置于腕横韧带和神经之间用于保护神经。保持在神经的尺侧做切开，避免损伤掌返支。
6. 使用 Metzenbaum 剪刀向远端做扩大神经减压。
7. 一旦分辨出神经周围的脂肪组织，标志着神经远端减压范围已达到，避免损伤掌浅弓。
8. 也可以在内镜下进行上述操作。

手部水平

1. 手部及手指的切口应该选用“Z”字形，避免皮肤挛缩。

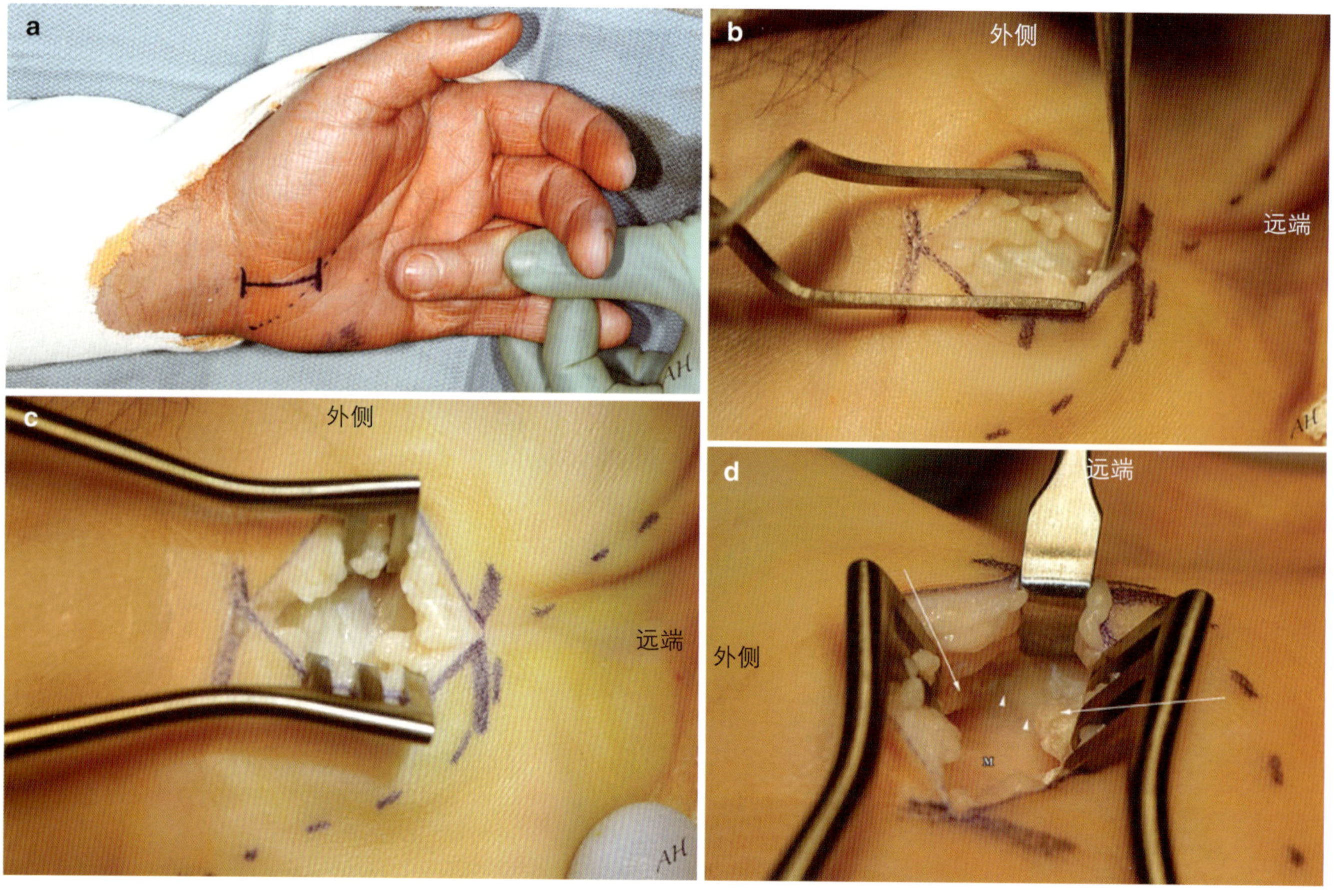

图 9.5　左侧腕管减压。(**a**) 远端腕横纹至 Kaplan 线 (鱼际线至豌豆骨) 之间做皮肤切口。(**b**) 打开掌腱膜。(**c**) 掌腱膜切开、牵开后显露腕横韧带，鱼际肌纤维附着在腕横韧带侧方。(**d**) 手臂逆时针旋转 90°，打开腕横韧带 (箭号)，减压正中神经 (M)，请注意切口远端神经周围的脂肪组织 (箭头)，标志着减压远端的范围。如果术中使用了止血带，最好在关闭切口之前松开止血带，以做到妥善止血

2. 指神经沿着手指内侧和外侧走行，伴行指血管。

腕管减压术的并发症

1. 减压不充分，不能改善症状。
2. 术后瘢痕导致症状复发。
3. 损伤掌皮支，导致疼痛。
4. 掌返支损伤导致拇指无力。
5. 很少的情况下会损伤正中神经和尺神经。
6. 掌浅弓损伤。
7. 伤口感染、伤口裂开，尤其发生在糖尿病患者。

参考文献

1. Unver Dogan N, Uysal II, Karabulut AK, Seker M, Ziylan T (2010) Communications between the palmar digital branches of the median and ulnar nerves: a study in human fetuses and a review of the literature. Clin Anat 23(2):234-241.
2. Bilecenoglu B, Uz A, Karalezli N (2005) Possible anatomic structures causing entrapment neuropathies of the median nerve review. Acta Orthop Belg 71(2):169-176.
3. Tubbs RS, Marshall T, Loukas M, Shoja MM, Cohen-Gadol AA (2010) The sublime bridge: anatomy and implications in median nerve entrapment. J Neurosurg 113(1):110-112.

(于　涛 译　王振宇　刘　彬 审校)

尺神经 10

手术解剖

尺神经（C7、C8、T1）是臂丛神经内侧束在腋窝的主要分支之一。其先走行于腋动脉内侧，然后走行于肱动脉深方。尺神经从上臂下部进入内侧肌间隔，而后走行于肱骨内上髁后方。在尺侧腕屈肌的两头之间进入前臂，在尺侧腕屈肌和指深屈肌之间，尺动脉内侧下行。尺神经在前臂的第一个分支支配尺侧腕屈肌和指深屈肌尺侧半。尺神经在腕部，豌豆骨的外侧穿过 Guyon 管（腕部尺神经管），发出表浅分支支配掌短肌和尺侧一个半手指和手掌的皮肤感觉，还发出深方的运动分支支配小鱼际肌肉，包括小指展肌、小指屈肌和小指对掌肌。同时支配尺侧半 2 个蚓状肌、骨间肌和拇收肌、部分拇短屈肌。在前臂远端发出的背侧皮支支配尺侧一个半手指和手背的皮肤。另一条手掌皮肤分支在邻近 Guyon 管的位置发出，支配邻近区域手掌尺侧的皮肤。

临床意义

腕部尺神经损伤会影响尺侧手掌和尺侧一个半手指的皮肤感觉，影响尺侧腕屈肌和指深屈肌尺侧半的运动，会引起爪形手（图 10.1）。患者无法伸开尺侧半两个手指的指间关节（蚓状肌麻痹），同时伴有小鱼际萎缩和背侧第一骨间肌萎缩。反常的是，损伤越靠近肘部，损伤指深屈肌支配支的概率越高，爪形手越不明显（尺神经损伤悖论）。

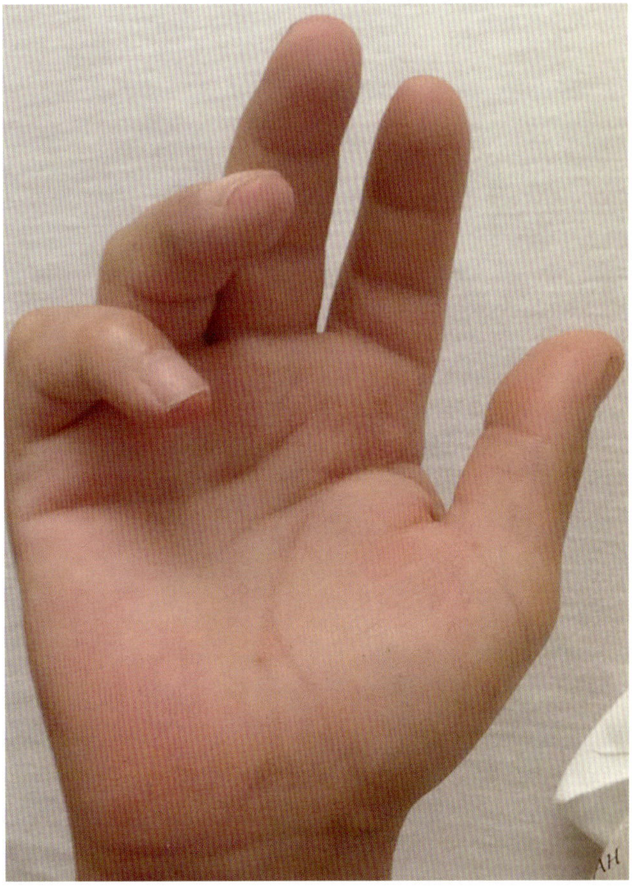

图 10.1　爪形手：因为蚓状肌损伤，患者无法伸开尺侧半两个手指的指间关节

Wartenberg 征（图 10.2a）是指小指骨间肌功能缺失，桡神经支配的小指伸肌使小指保持持续外展的状态。Forment 征（图 10.2b）是指当患者试图用拇指和示指夹住扁平的物体时，通过拇指指间关节屈曲（拇长屈肌受骨间前神经支配）来代偿拇内收肌无力。在肱骨内上髁和尺骨鹰嘴之间，有时存在异常的肘后肌。它会导致尺神经在肘部卡压[1]。Struthers 韧带（指从肱骨干上的骨性突起连接到肱骨内上髁的韧带）是附着于肱三头肌内侧头和肌间隔之间的纤维索带。在尺神经手术后，会导致症状不缓解或者症状复发。但是对它的存在尚有争议。Osborne 索条是存在于尺侧腕屈肌两个头之间的纤维索条，是尺神经卡压的另一个潜在危险点。当出现尺骨半脱位，在做屈肘动作时，尺神经向前脱位于肱骨内上髁前方。屈肘时，肱三头肌内侧头和肱骨内上髁之间的脱位会导致肱三头肌撞击综合征。对于尺神经在肘部发生卡压，大多数随机对照试验表明神经移位术并不比单纯减压术具备更好的效果[2]。胸廓出口综合征是尺神经病变的重要鉴别诊断之一，前者会出现典型的 Gilliatt-Sumner 手，即手掌鱼际肌和骨间肌萎缩（图 10.3）。

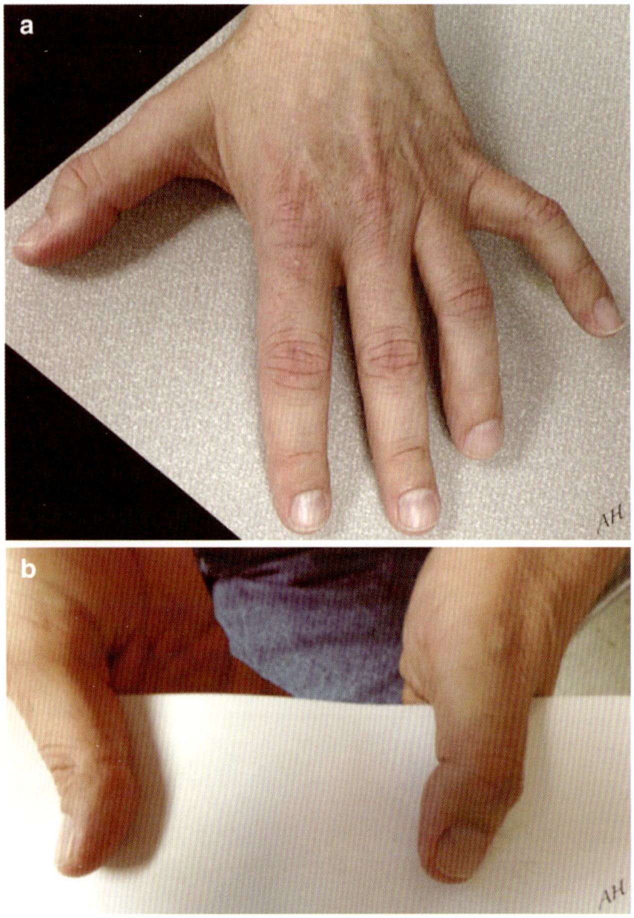

图 10.2 （a）Wartenberg 征：由于骨间肌麻痹，患者无法内收小指。请注意患者同时伴有背侧第一骨间肌和小鱼际肌肉萎缩。所有表现都是尺神经病变征象。（b）左手 Forment 征阳性。患者在尺神经病变后，无法内收拇指，患者收缩拇指的指间关节作为代偿（骨间前神经支配的拇长屈肌支完好）

显　露

上臂水平（参见图 8.3）

1. 皮肤切口沿着肱二头肌内侧缘，可以通过触摸脉搏的方式确认肱动脉并沿着它切开。
2. 切口要深达浅筋膜和深筋膜。
3. 通常可以在肱动脉后侧发现尺神经。
4. 在胸大肌腱深方，沿着朝向腋窝的方向，可以追溯尺神经起源于臂丛的内侧束。
5. 随后，尺神经从上臂下部进入内侧肌间隔，而后走行于肱骨内上髁后方。

肘部周围水平

1. 体位：仰卧，臂外展、外旋，肘部屈曲。
2. 在肱骨内上髁和尺骨鹰嘴之间做皮肤切口。可以沿着神经走行向头端及尾端延伸。较短的切口可以进行单纯的减压，较长的切口（20cm）

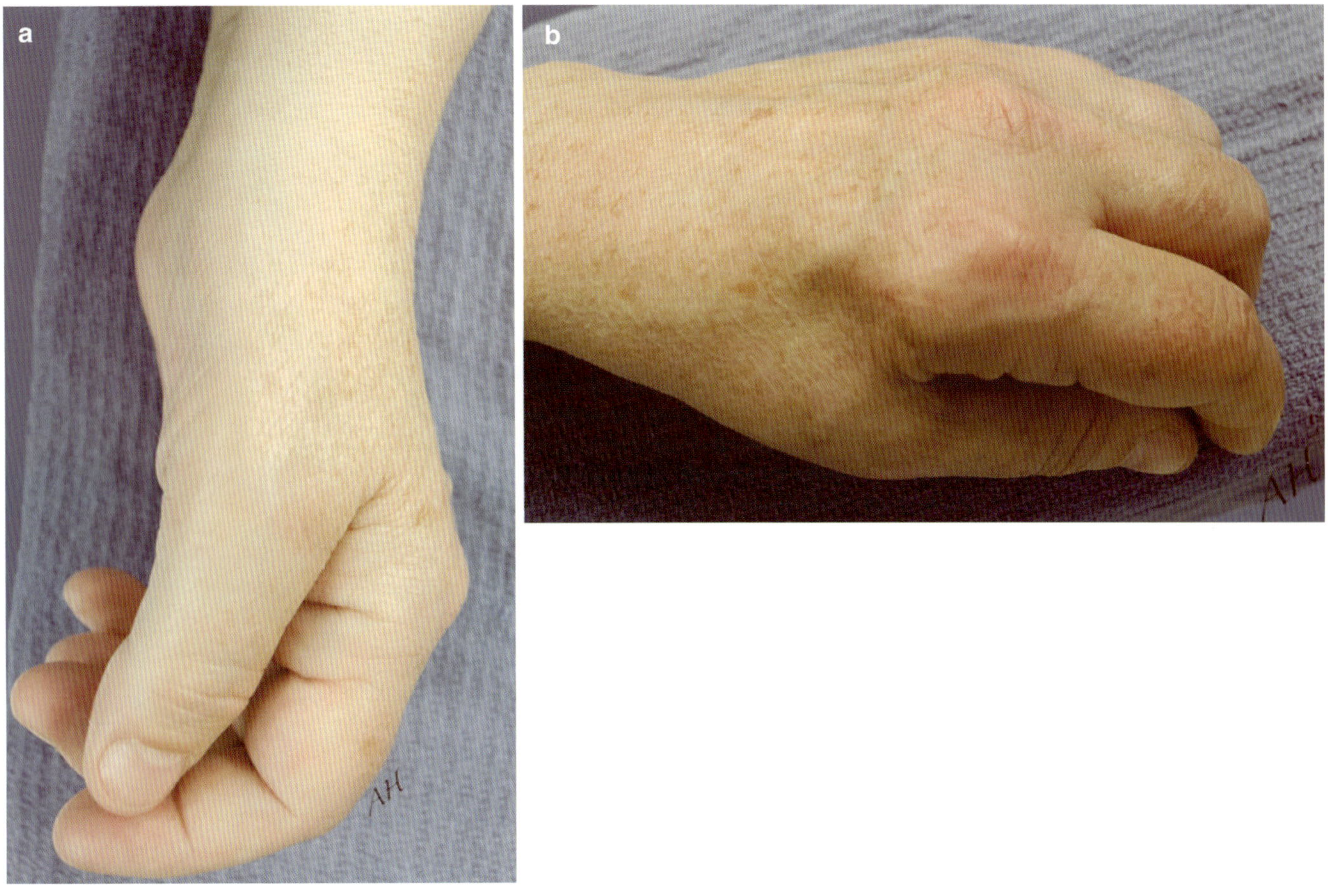

图 10.3 Gilliatt-Sumner 手：鱼际肌（**a**）和骨间肌（**b**）萎缩，其分别受正中神经和尺神经支配。损伤水平定位于臂丛神经内侧束或者下干，后者常见于胸廓出口综合征

则用来进行神经移植。

3. 打开浅筋膜。注意不要损伤前臂内侧皮神经。
4. 在打开深筋膜之前，应当在肱骨内上髁处触诊尺神经。确保在神经表面切开深筋膜，这点很重要。用钳子挑起深筋膜剪开，深筋膜切开范围要足够深，直到切开神经鞘膜，显露神经。
5. 一旦寻找到了正确的解剖平面，充分显露尺神经近端和远端。在肱骨内上髁以远水平，尺神经才会发出分支，为了保护这些神经分支，要确保在神经表面做切口而不是神经侧方。
6. 随后，打开尺侧腕屈肌表面的筋膜，分离尺侧腕屈肌的两个头，打开深方筋膜（图 10.4）。
7. 为了行神经转位术（图 10.5），我们必须切除内侧肌间隔，以束间松解的方式分离松解尺神经分支以减少神经张力，最后将神经转位至皮下或肌下。

Guyon 管水平（图 10.6）

1. 体位：仰卧，臂外展，掌心向上。
2. 切口位于尺侧腕屈肌腱外侧和豌豆骨之间，斜行通过手腕，而后沿着小鱼际隆起延伸。
3. 在切口附近寻找辨认尺侧腕屈肌腱，尺神经和伴行血管在其侧方进入 Guyon 管。Guyon 管位于豌豆骨侧方。
4. 打开 Guyon 管，追踪神经直到其发出分支。
5. 深方运动支紧贴小鱼际隆起边缘，完全减压后可以松解。

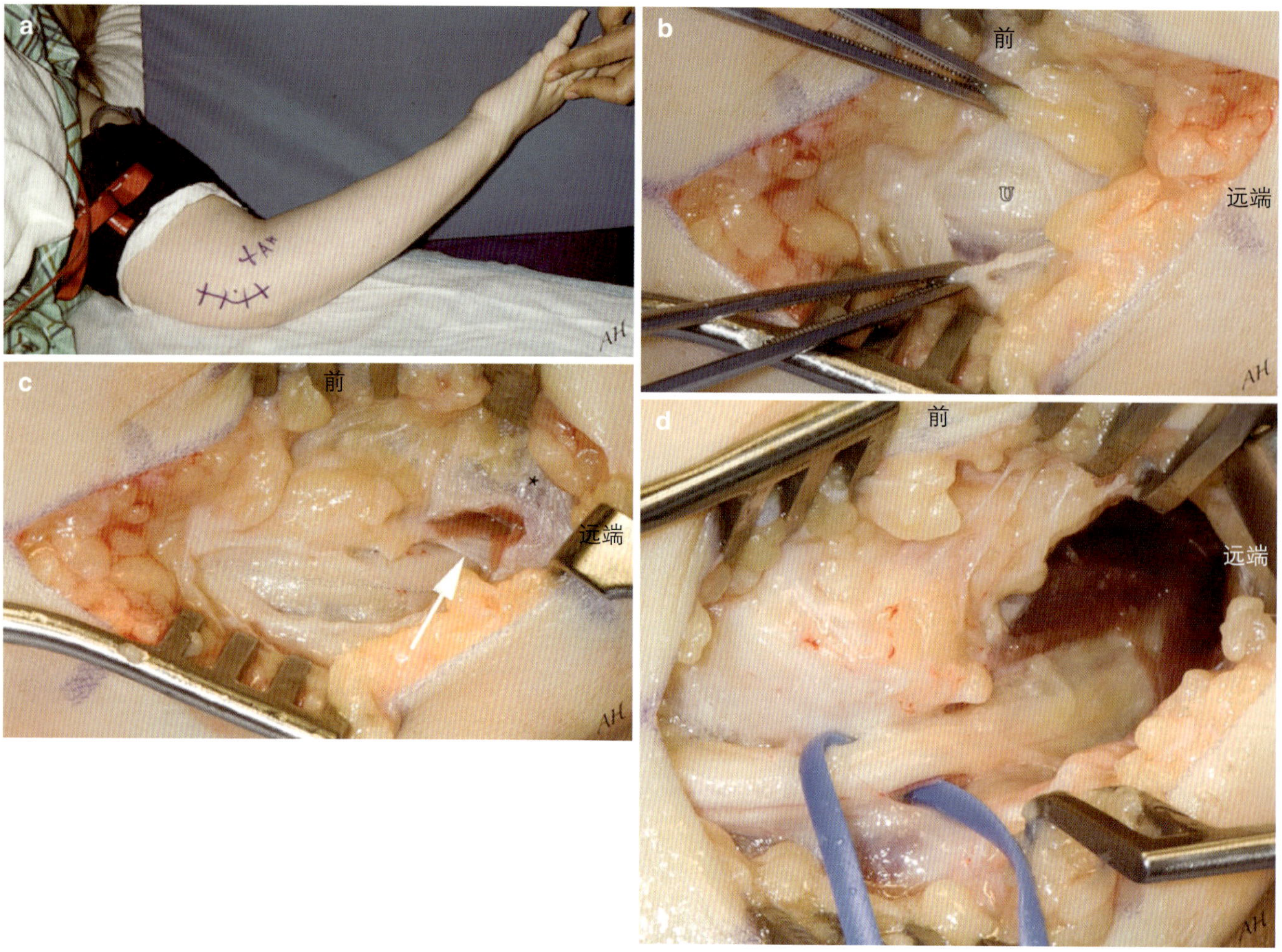

图 10.4　肘部尺神经减压。（**a**）患者仰卧，臂外展、外旋，肘部屈曲。在肱骨内上髁和尺骨鹰嘴之间做皮肤切口。可以使用止血带。（**b**）打开神经鞘膜，显露尺神经（U）。（**c**）打开尺侧腕屈肌表面的筋膜（*），分开肌肉两个头，打开肌肉深方的筋膜（箭号所示）。（**d**）尺神经（蓝色条带所示）远端及近端已充分去顶显露，无需行神经 360° 减压，那会人为导致神经医源性脱位

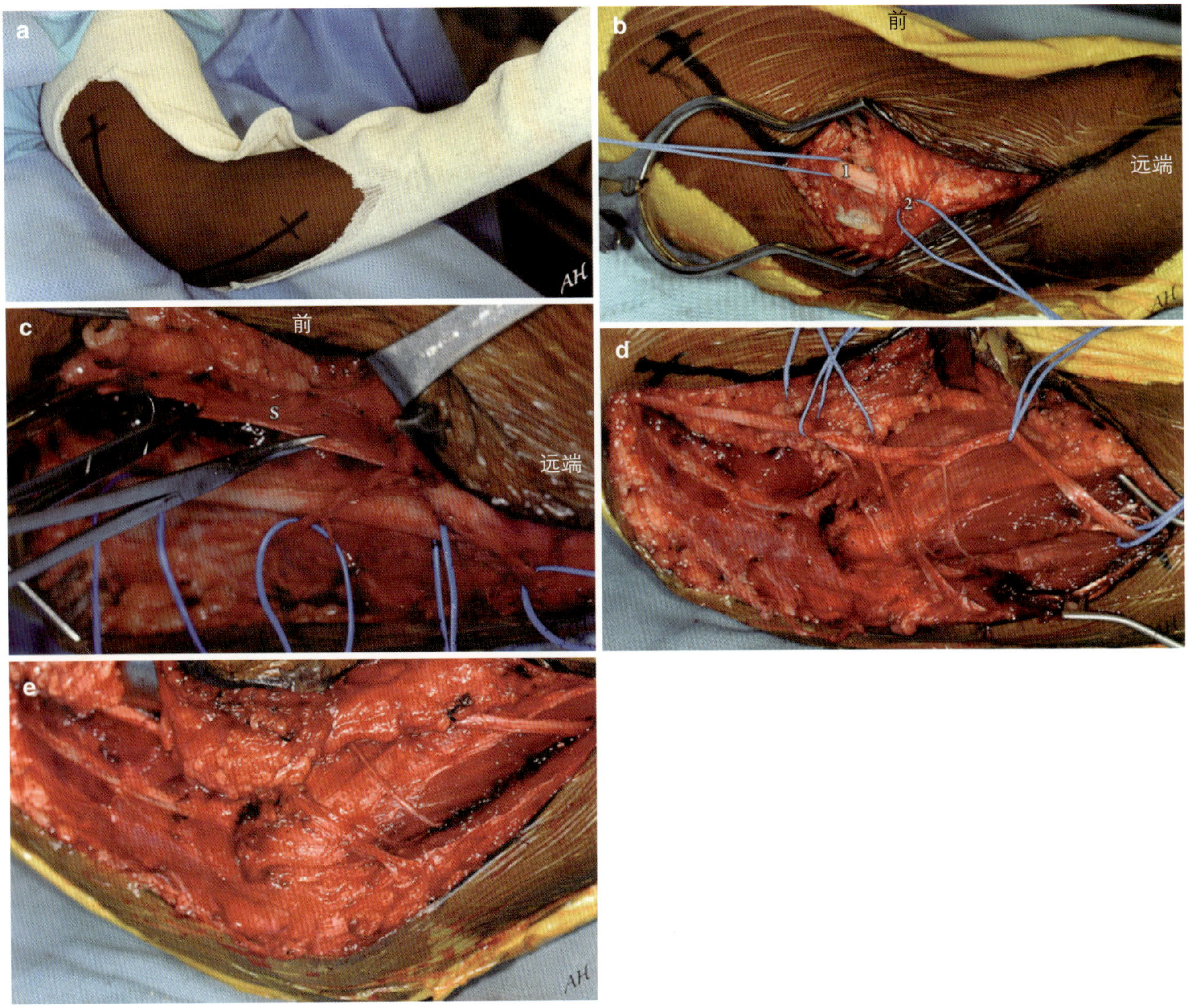

图 10.5 尺神经皮下转位术。(**a**) 患者体位同神经减压术一致。切口则更长，肱骨外上髁两端各 10cm。(**b**) 显露尺神经 (1)，辨认并且保护前臂内侧皮神经 (2)。(**c**) 切开内侧肌间隔 (s) 并切除。(**d**) 束间松解法分离尺神经分支以增加分支的长度，这样有助于降低神经转位术后神经干张力。在皮下脂肪和屈肌腱膜之间制作神经转位固定的小囊带。(**e**) 将脂肪缝合在屈肌腱膜之上，以固定转位的神经

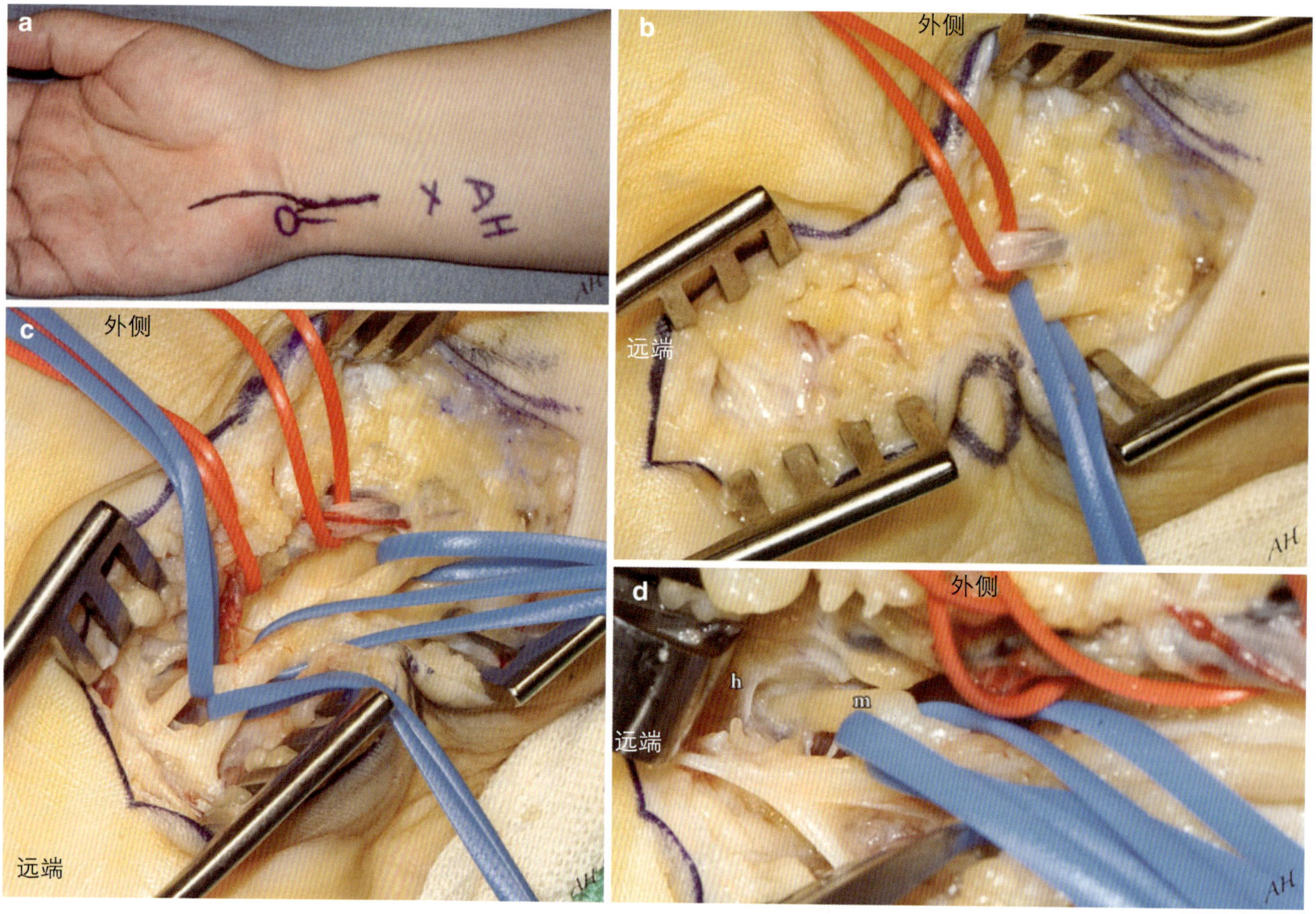

图 10.6 右侧 Guyon 管减压。(**a**)患者仰卧，臂外展，掌心向上，放置于小桌上。切口位于尺侧腕屈肌腱外侧和豌豆骨之间，而后沿着小鱼际隆起延伸。(**b**)尺侧腕屈肌腱向内侧牵开，显露尺神经(蓝色条带所示)和血管(红色条带所示)。可见神经远端走行进入 Guyon 管。(**c**)打开 Guyon 管，减压尺神经和伴行血管。(**d**)追踪深方运动支(m)直至其进入小鱼际弓(h)，此神经需要同时减压

在手部

1. 手部及手指的切口应该选用“Z”字形，避免皮肤挛缩。
2. 指神经沿着手指内侧和外侧走行，伴行指血管。

参考文献

1. Nellans K, Galdi B, Kim HM, Levine WN (2014) Ulnar neuropathy as a result of anconeus epitrochlearis. Orthopedics 37(8):e743-745.
2. Bartels RH, Verhagen WI, van der Wilt GJ, Meulstee J, van Rossum LG, Grotenhuis JA (2005) Prospective randomized controlled study comparing simple decompression versus anterior subcutaneous transposition. Neurosurgery 56(3): 522-530.

(于 涛 译 王振宇 刘 彬 审校)

肩胛上神经 11

手术解剖

肩胛上神经起自臂丛上干（C5、C6），臂丛上干分布呈三叉型，从头端向尾端分别为肩胛上神经、后支和前支。它走行于肩胛上切迹及肩胛上韧带的下方，并被肩胛上韧带与肩胛上动脉分隔。偶尔，肩胛上韧带完全骨化致使切迹变成孔道[1,2]。然后神经深入其支配的冈上肌，穿过冈盂切迹，走行至亦由其支配的冈下肌深面。

临床意义

局限在肩胛切上迹内的肩胛上神经损伤时，导致冈上肌和冈下肌萎缩，造成肩外展、外旋无力（图 11.1）。肩胛上切迹远端压迫仅累及冈下肌。在躯干上部过度伸展或撕裂伤时也会损伤神经，同时也将影响到三角肌、肱二头肌和肱肌。

显　露

前界

参见第 2 章。肩胛上神经由臂丛神经上干分支而来。

后界

1. 患者固定于侧卧位，局部垫枕（图 11.2）。
2. 皮肤切口：沿肩胛冈的上缘。
3. 切口深达浅筋膜和深筋膜。
4. 在肩胛冈上，平行肌纤维切开斜方肌（图 11.3）。放置自动牵开器。
5. 分离到达另一层深筋膜，切开后显露冈上肌。
6. 将冈上肌牵向尾端，显露肩胛骨上缘。侧方可

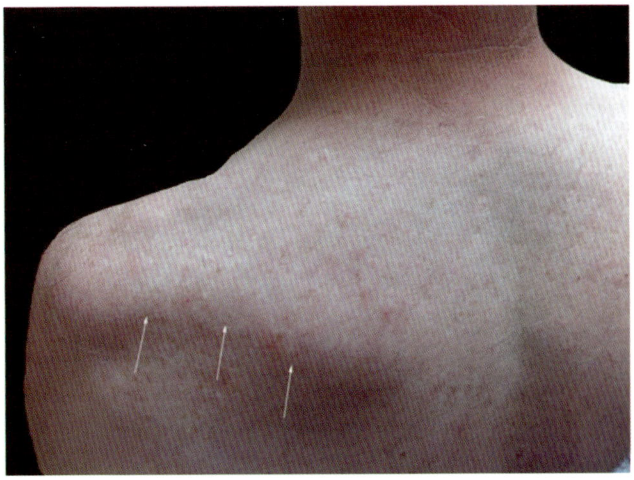

图 11.1　左肩胛上神经卡压在肩胛上切迹。注意由于冈上肌、冈下肌的萎缩，左肩胛冈突出（箭号）

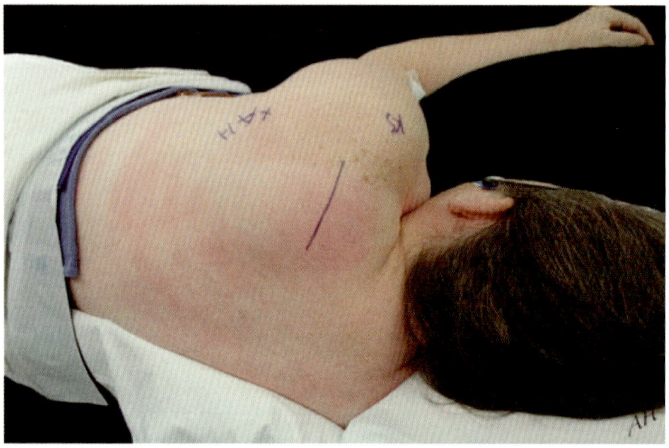

图 11.2　左肩胛上减压采用的侧卧位，也可采用俯卧位

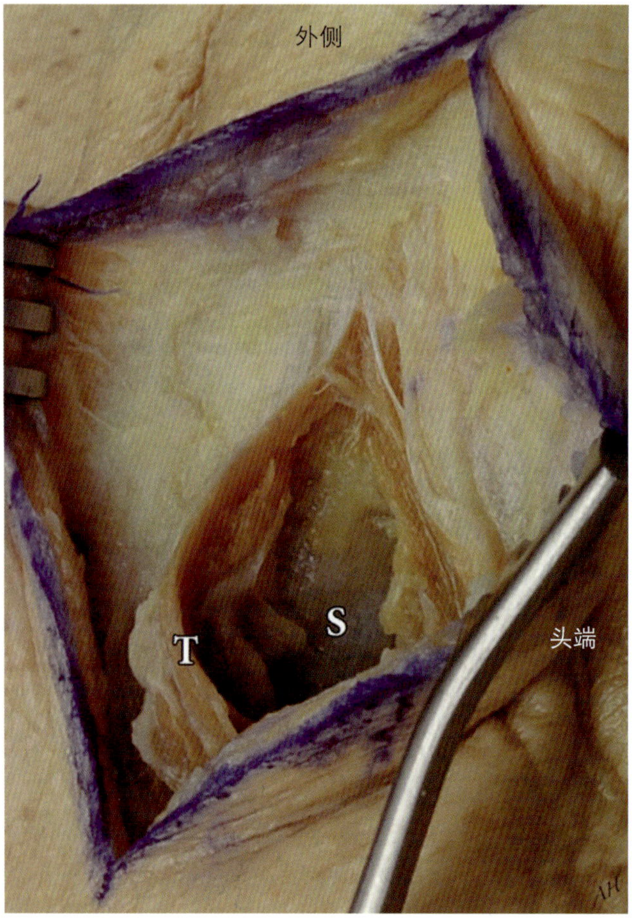

图 11.3　左肩胛上神经的解剖。沿其纤维切开斜方肌（T）。显露覆盖在冈上肌（S）的筋膜

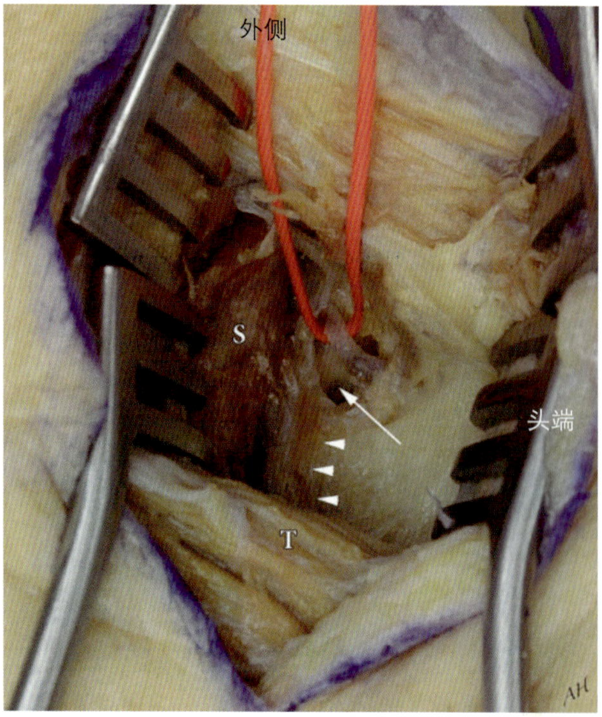

图 11.4　将冈上肌（S）牵向尾端，显露肩胛骨上缘（箭头）。可看到横向的肩胛韧带（箭号）及在肩胛上切迹（T）浅表走行的肩胛上动脉（红色条带）

以触及肩胛上切迹。

7. 通过多普勒超声可辨识肩胛上动脉。牵开动脉可以看到肩胛上韧带（图 11.4）。
8. 用剪刀锐性剪开韧带，如果骨化严重则需要用咬骨钳咬开。同时用咬骨钳扩大肩胛上切迹充分减压。
9. 辨认肩胛上神经近端和远端（图 11.5）。
10. 在冈盂切迹处，将冈上肌向头端牵开，显露切迹内神经（图 11.6）。更深层次处的神经显露需要分离肩胛冈下面的冈下肌，通过从冈盂切迹至冈下肌深方的走行位置确认神经（图 11.7）。为进一步减压可用咬骨钳扩大冈盂切迹。

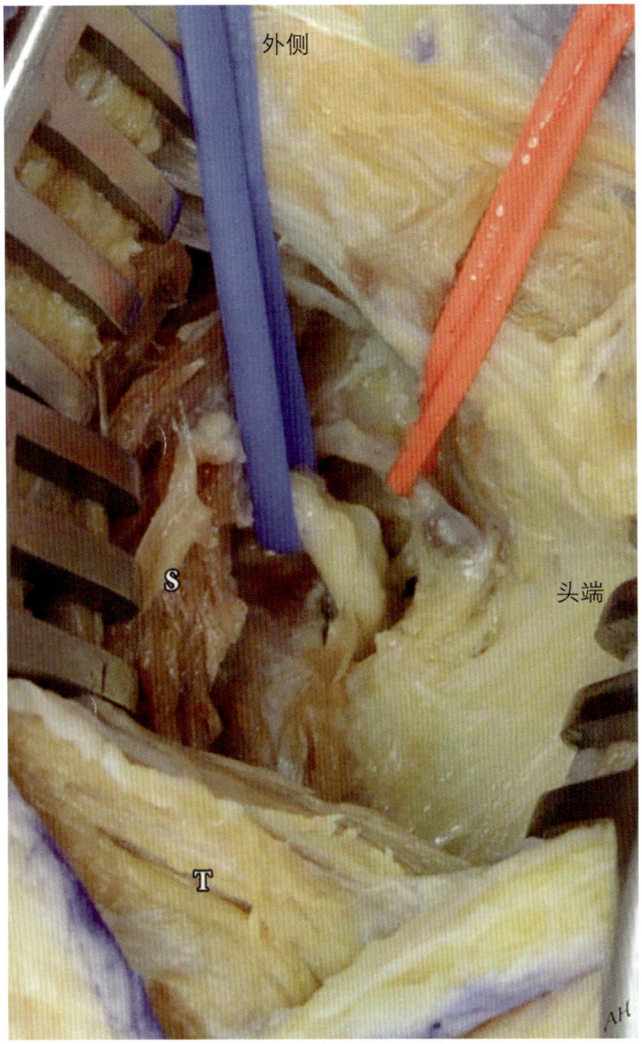

图 11.5 肩胛上韧带已经切开。肩胛上神经（蓝色条带）已经减压。S 冈上肌，T 斜方肌

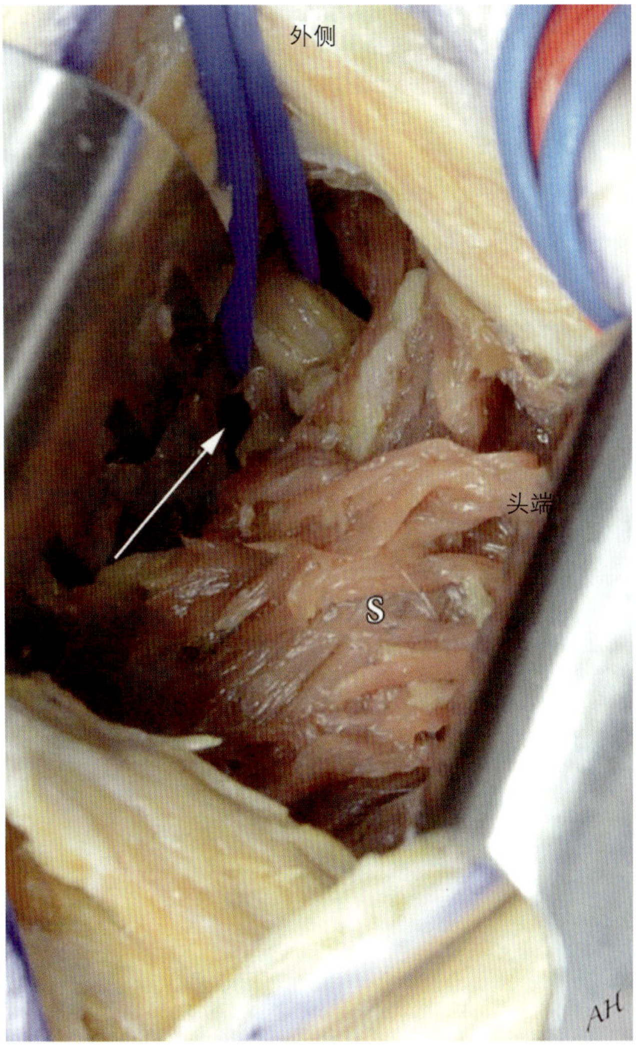

图 11.6 如果需要进一步减压，可将冈上肌（S）牵向头端，在冈盂切迹（箭号）处显露肩胛上神经（蓝色条带）

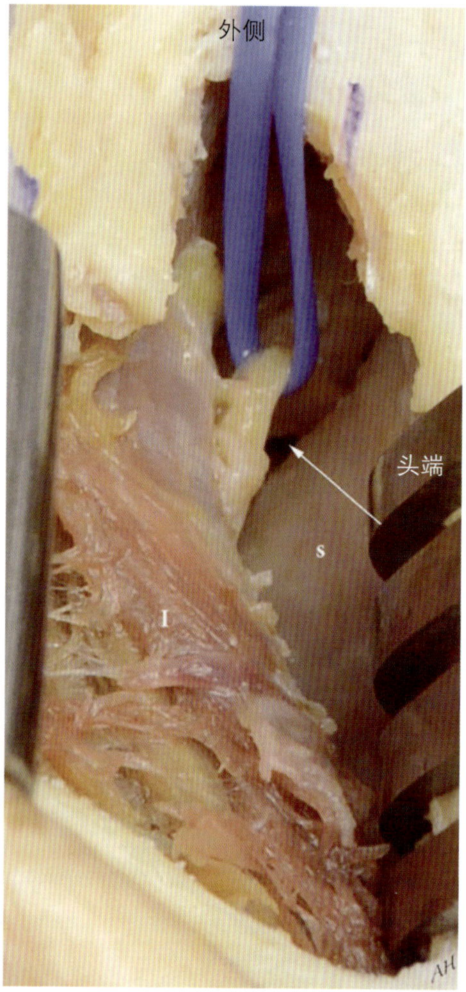

图 11.7　进一步向尾端从肩胛冈（S）分离冈下肌（I），显露自冈盂切迹（箭号）走出的肩胛上神经（蓝色条带）

参考文献

1. Polguj M, Sibinski M, Grzegorzewski A, Waszczykowski M, Majos A, Topol M (2014) Morphological and radiological study of ossified superior transverse scapular ligament as potential risk factor of suprascapular nerve entrapment. Biomed Res Int 2014:613601.
2. Kumar A, Sharm A, Singh P (2014) Anatomical study of the suprascapular notch: quantitative analysis and clinical considerations for suprascapular nerve entrapment. Singapore Med J 55(1):41-44.

（张　嘉 译　王振宇　马长城 审校）

脊副神经

12

手术解剖

虽然副神经是第 11 对脑神经，但由于其脊髓根在神经损伤和修复中的重要性，故在此讨论。副神经脊髓根发自于上颈髓（C1–C5），在齿状韧带和颈髓后根之间上行，然后通过枕骨大孔入颅加入到颅根，并通过颈静脉孔出颅，穿过或深入胸锁乳突肌（SCM）。它走行在胸锁乳突肌后缘到斜方肌尾端前缘的颈后三角皮下，支配胸锁乳突肌和斜方肌。

临床意义

在臂丛神经损伤时，通常脊副神经是保持完好的。它可以作为供体（一些斜方肌远端分支），用于移植至肩胛上神经或游离肌皮瓣。

在颈后三角实施淋巴结活检或脂肪瘤切除术时，可能损伤脊副神经（图 12.1），导致肩痛及斜方肌麻痹，形成翼状肩胛。

显　露

臂丛神经显露（图 12.2）

1. 锁骨上段的臂丛神经显露参见第 2 章。
2. 在斜方肌前缘的脂肪垫内可以找到该神经。
3. 用 Metzenbaum 剪刀沿斜方肌内侧面解剖。可用电刺激辨识神经。值得注意的是，一些颈丛的皮支可能有类似脊副神经的走行，但它们通常位于斜方肌的浅表，而且电刺激阴性。
4. 如果作为供体，应该选择脊副神经一些支配斜方肌的远端分支，以避免术后出现肌无力。

脊副神经单独显露

1. 体位：仰卧位，头转向对侧。
2. 先在颈后三角画出神经走行。具体沿 SCM 后缘乳突下 5cm 处至锁骨中点上方约 5cm 斜方肌前缘处用线标出（图 12.3）[1]。
3. 沿着这条线切开皮肤和浅筋膜。如果有先前损伤该神经的其他手术切口，应该将其纳入新的切口。神经很表浅，为避免神经损伤不推荐使用电刀。
4. 在浅筋膜层中可见神经从头端腹侧走行至尾端

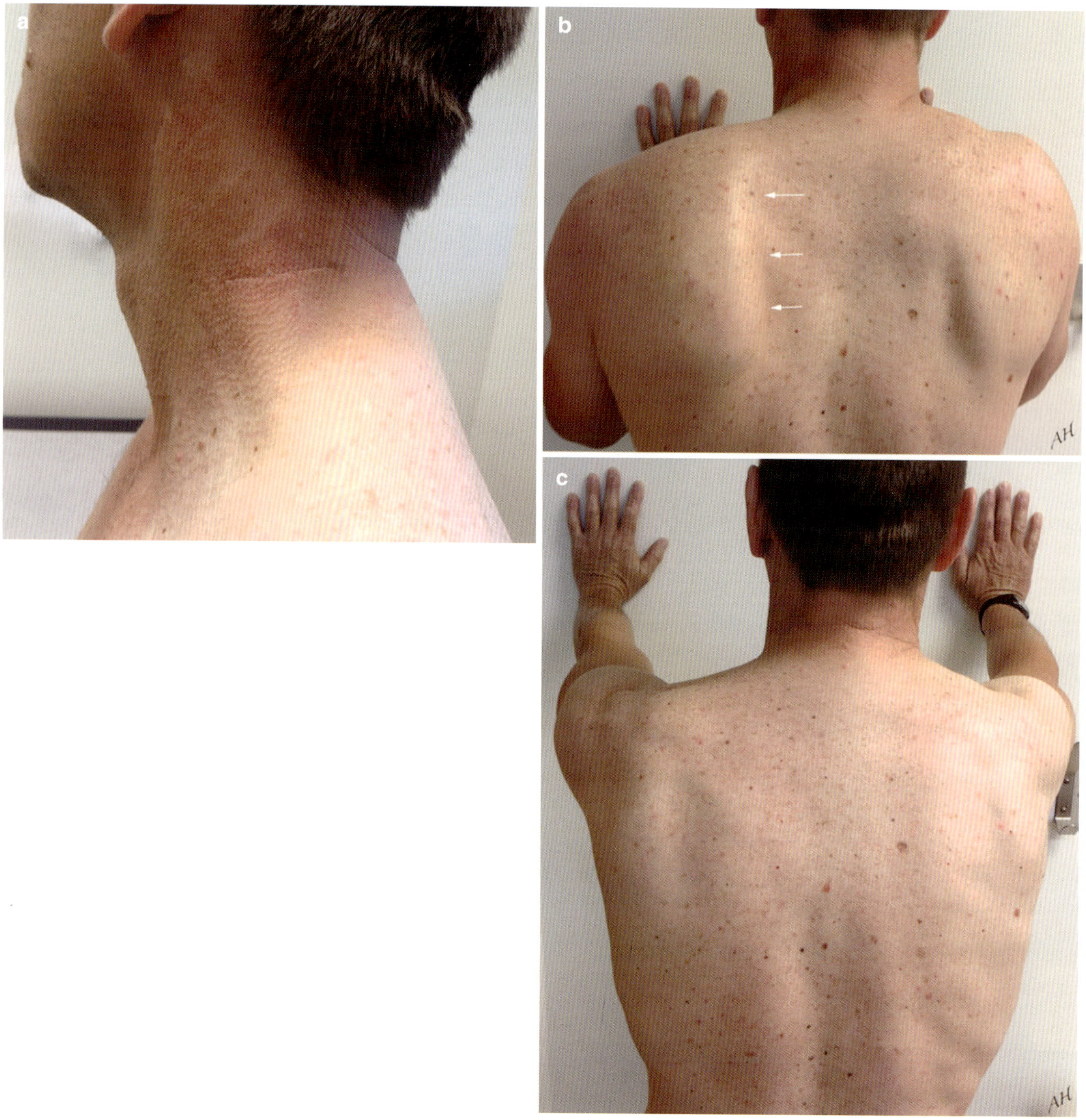

图 12.1 （**a**）切除颈部皮下脂肪瘤切口。（**b**）该手术导致脊副神经部分损伤和左侧翼状肩胛（箭号）。注意屈肘比伸肘时翼状肩胛更明显（**c**）

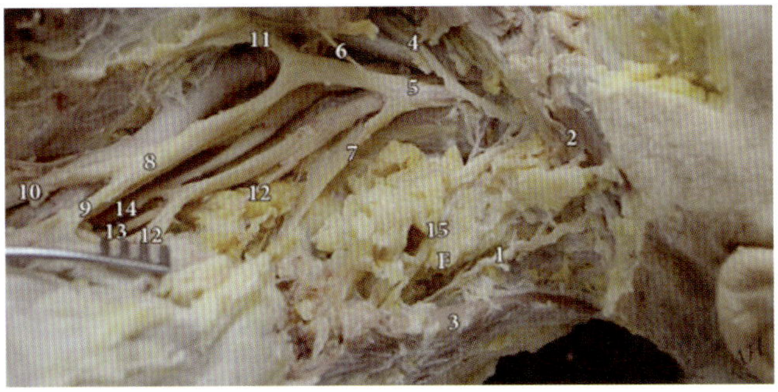

图 12.2 臂丛神经显露过程中显露左侧脊副神经（1）。斜方肌（3）前的脂肪（F）内可见该神经。2 胸锁乳突肌，4 膈神经，5 臂丛上干，6 锁骨下神经，7 肩胛上神经，8 臂丛侧索，9 肌皮神经，10 正中神经，11 胸外侧神经。注意其是起源于臂丛上干，而不是起源于侧索。12 上、下肩胛下神经，13 腋神经，14 桡神经。颈丛分支（15）与脊副神经非常相似，脊副神经深入斜方肌，呈波浪状走行

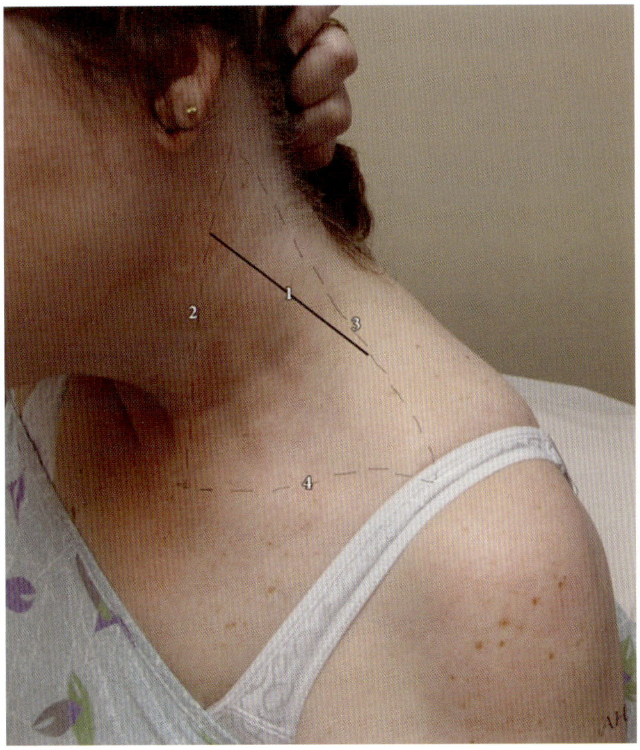

图 12.3 脊副神经在颈后三角（1）的走行路线。从乳突下 5cm、胸锁乳突肌（2）后缘处，走行至锁骨中点上 5cm 斜方肌前缘。4 锁骨

背侧。在胸锁乳突肌后缘，从颅底到耳大神经长约 1.5cm。耳大神经围绕胸锁乳突肌后缘由深至浅走行，而后向下颌角和耳朵垂直上行。

5. 脊副神经向前追踪可达胸锁乳突肌的内侧面，向后可达斜方肌的内侧面。

参考文献

1. Tubbs RS, Salter EG, Wellons JC III, Blount JP, Oakes WJ (2005) Superficial landmarks for the spinal accessory nerve within the posterior cervical triangle. J Neurosurg Spine 3:375-378.

（张 嘉 译 王振宇 马长城 审校）

胸长神经和胸背神经 13

手术解剖

胸长神经起源于 C5 和 C6 根后部，常常还包括 C7 腹支。其走行于中斜角肌内，然后越过前锯肌外侧面，发出多根分支并支配该肌。

胸背神经（C6、C7、C8）起源于臂丛后索。它与相应的血管伴行于背阔肌前缘，并支配该肌。

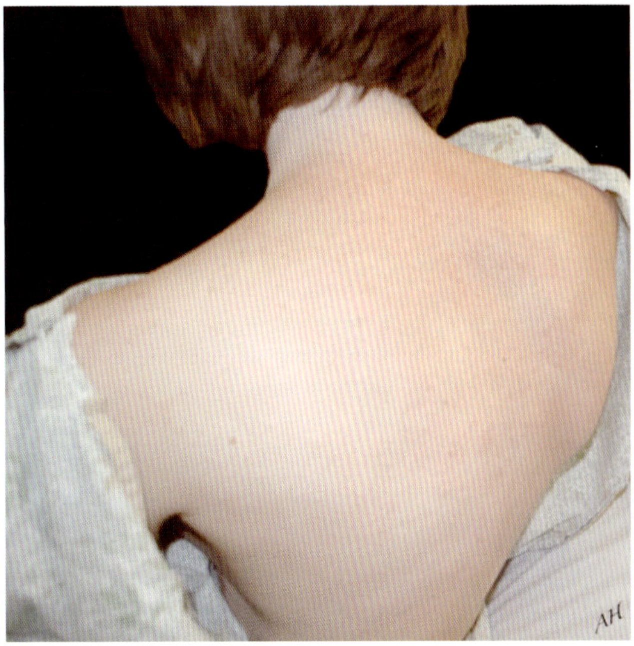

图 13.1　胸长神经损伤导致的右侧翼状肩胛

临床意义

乳腺切除术可发生胸长神经损伤，其也经常出现在臂丛神经炎（Parsonage-Turner 综合征）中。这会导致翼状肩胛，尤其在手臂完全伸展时明显（图 13.1）。

胸长神经和胸背神经走行非常接近，以至于可用其中一个修复另一个，通常可用胸背神经后支修复胸长神经[1]。

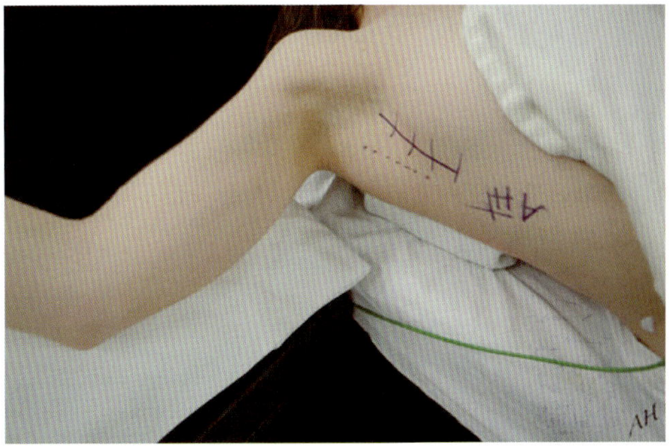

图 13.2　显露胸长神经和胸背神经的体位和切口

显　露

1. 体位：仰卧位并上肢外展约 90°。
2. 切口位于腋中线（图 13.2）。
3. 切开浅筋膜。

4. 切开覆于前锯肌上的深筋膜。
5. 可在前锯肌表面看到胸长神经，其依次发出分支支配相应的肌肉（图 13.3）。
6. 为显露胸背神经，切开覆于背阔肌上的深筋膜。可用微型多普勒定位伴行神经的相应血管。
7. 一经确定，可由近及远追踪到神经的前后支分叉处。
8. 胸背神经后支可以用于修复胸长神经（图 13.4）。

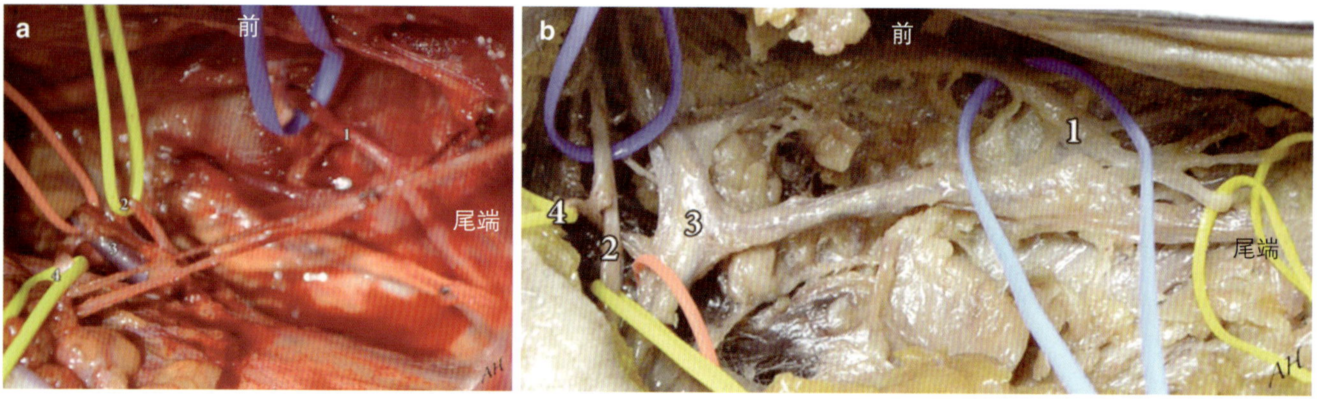

图 13.3　覆于前锯肌的筋膜深方可见胸长神经（1）。胸背神经有两个分支：前支（2）和后支（4），可沿走向腋后壁的胸背血管（3）找到。（**a**）手术显露，（**b**）尸体解剖

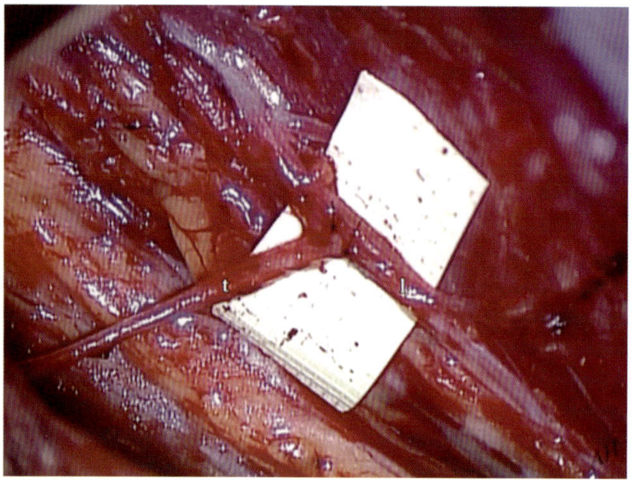

图 13.4　胸背神经后支与胸长神经（l）端侧吻合（t）

参考文献

1. Ray WZ, Pet MA, Nicoson MC, Yee A, Kahn LC, Mackinnon SE (2011) Two-level motor nerve transfer for the treatment of long thoracic nerve palsy. J Neurosurg 115:858-864.

（张　嘉 译　王振宇　马长城 审校）

肋间神经

14

手术解剖

肋间神经源自相应的胸神经根腹支。它们以神经血管束的方式走行于相应肋骨下缘，从头端到尾端的排列依次为：静脉、动脉和神经（VAN）。

肋间神经通常沿肋骨从背侧到腹侧走行，支配肋间肌，同时发出两皮支：侧支和前支。同时还发出一个沿下一个肋骨上缘走行的并行分支。但第一和第二胸腹支却是例外：T1 主要参与组成臂丛下干，仅有一个很小的分支，继续走行形成第 1 肋间神经。T2 外侧皮支形成肋间臂神经，支配腋窝底部和上臂中部的皮肤。

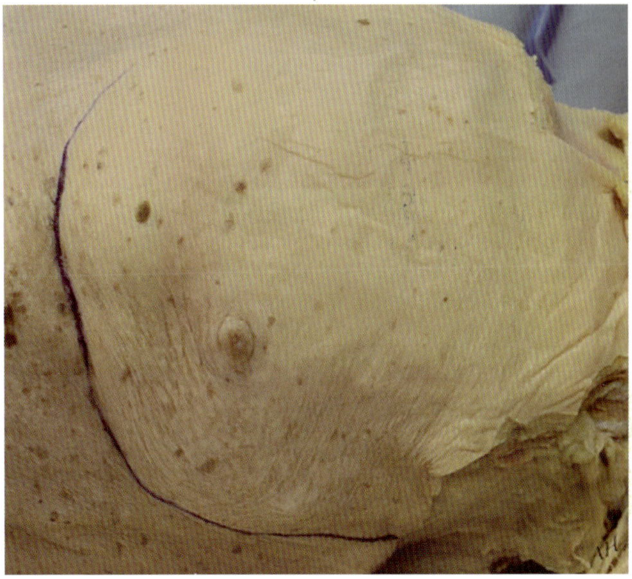

图 14.1　切取肋间神经的切口

临床意义

肋间神经常用于修复受损的臂丛神经。它们是神经移植的良好供体。它们可用于肌皮神经[1]、腋神经的修复，或游离股薄肌皮瓣等。该皮瓣可用于移植至正中神经来尝试恢复手的感觉。

显　露

1. 切口沿腋中线弧形向前顺多根肋骨至第 6 肋间隙（图 14.1）。
2. 切口深达浅、深筋膜。
3. 从胸壁分离胸大肌形成皮瓣。
4. 辨识肋骨。通常，第 3～6 肋间神经是常用的供体（图 14.2）。
5. 用手术刀锐性切开骨膜。用骨膜剥离子从骨膜下剥离肋骨的前面和上下缘（图 14.3）。
6. 用 Doyen 肋骨剥离子将骨膜从肋骨内侧面剥下。胸膜很薄，注意不要伤及胸膜。用 Ray-Tec 纱条牵开肋骨（图 14.4）。
7. 然后在肋骨下缘确认神经血管束。锐性切开覆于神经血管束上的深部骨膜。通过电刺激来找到神经。

8. 从中间向两侧尽可能长地显露神经（图 14.5）。
9. 外侧皮支可被浅表组织牵拉起来，几乎垂直于主干（图 14.6）。

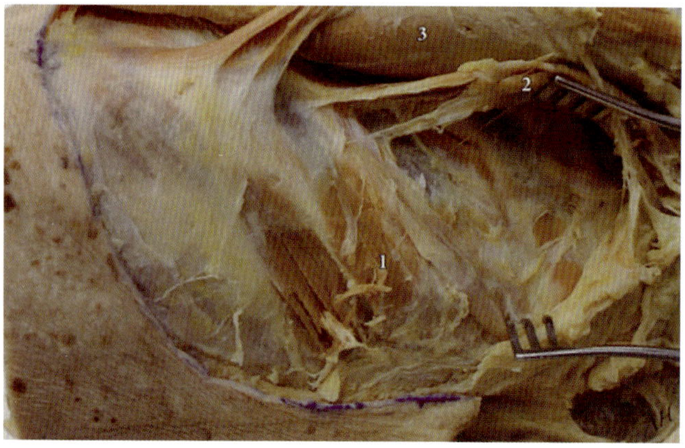

图 14.2 将胸大肌和胸小肌从胸壁分离，显露肋骨。1 前锯肌，2 胸小肌，3 胸大肌

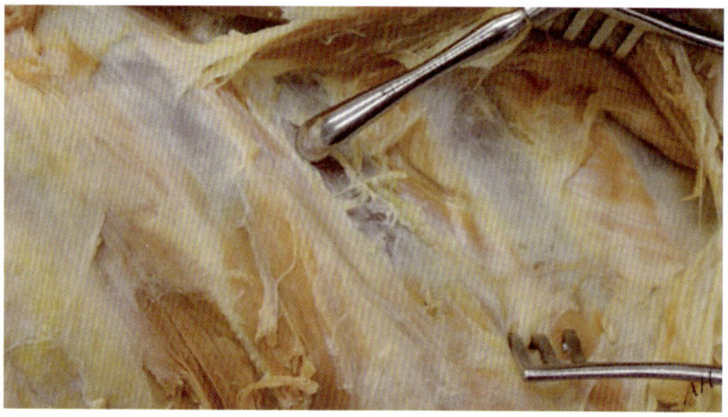

图 14.3 用骨膜剥离子从肋骨上分离骨膜

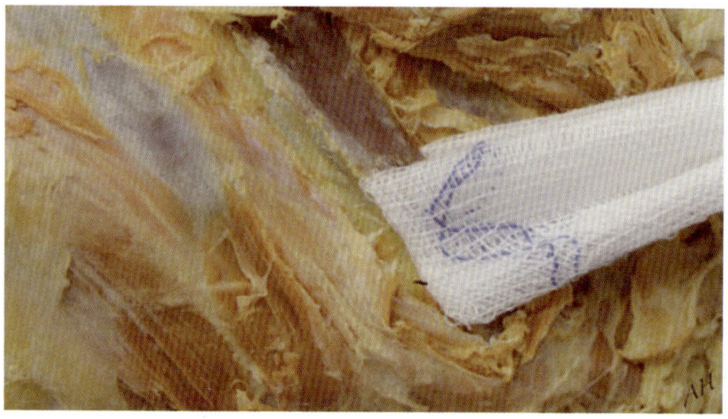

图 14.4 用 Ray-Tec 纱条将肋骨向头端牵开，显露神经血管束

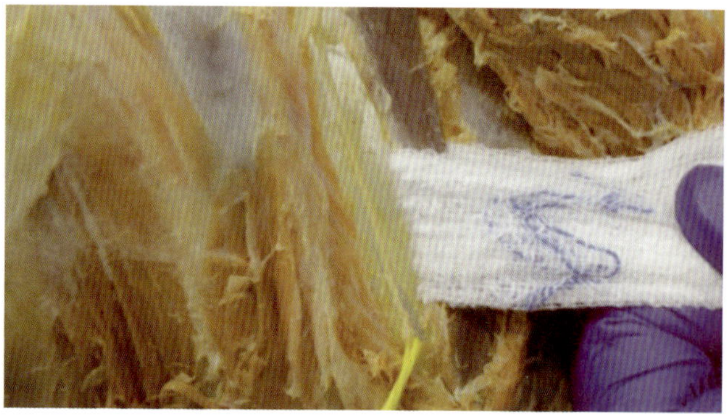

图 14.5 肋间神经（黄色条带）已经解剖游离。用神经刺激仪来寻找运动神经

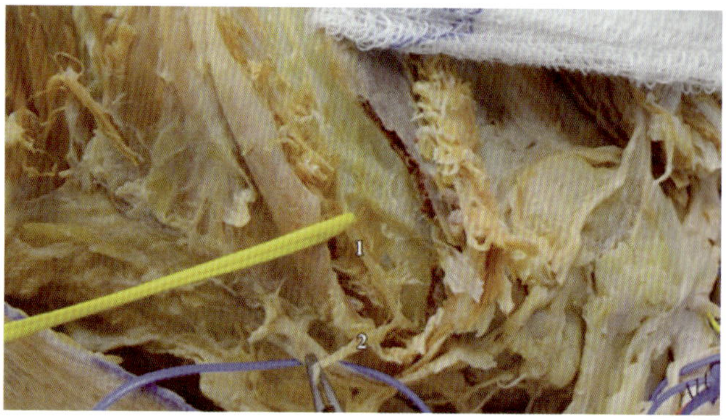

图 14.6 运动支（1）和感觉支（2）均已解剖游离

并发症

气胸：如果伤及胸膜，可用薇乔缝线缝合并留置胸引管，拔管时应在 Valsalva 动作下进行。术后行胸部 X 线检查，如有严重的气胸仍需使用胸部引流装置。

参考文献

1. Xiao C, Lao J, Wang T, Zhao X, Liu J, Gu Y (2014) Intercostal nerve transfer to neurotize the musculocutaneous nerve after traumatic brachial plexus avulsion: a comparison of two, three, and four nerve transfers. J Reconstr Microsurg 30(5):297-304.

（张 嘉 译 王振宇 马长城 审校）

第三部分

下肢脊神经

腰骶丛 15

手术解剖

腰丛起源于 L1-L5 神经根的前支，并在腰大肌内形成神经丛。根据它们进入腹膜后间隙时与腰大肌之间的相对关系，将其分为三组。

腰大肌前方

生殖股神经（L1，L2）

腰大肌外侧，从头端到尾端

髂腹下神经（T12，L1）

髂腹股沟神经（L1）

股外侧皮神经（L2，L3，后股）

股神经（L2-L4，后股）

腰大肌内侧，从头端到尾端

闭孔神经（L2-L4，前股）

副闭孔神经（见于约 10% 的患者）（L2-L4，前股）

腰骶干（L4，L5）

骶丛起源于 L4-S4 神经根的前支，在骨盆内梨状肌前方形成神经丛。根据其终点将这些神经分成四组。

- **臀部**：这些神经通过坐骨大孔离开骨盆。
  - — 臀上神经（L4，L5，S1，位于梨状肌上方，支配臀中肌、臀小肌和阔筋膜张肌）
  - — 臀下神经（L5，S1，S2，位于梨状肌下方，支配臀大肌）
- **下肢**：这些神经在梨状肌下方通过坐骨大孔离开骨盆。
  - — 坐骨神经（胫神经，L4-S3 前股，腓总神经，L4-S2 后股）
  - — 股后皮神经（S1-S3）
- **会阴**：这些神经通过坐骨大孔离开骨盆，通过坐骨小孔进入会阴部。
  - — 阴部神经（S2-S4）
- **局部**：三组
  - — 肌肉支
    - 梨状肌
    - 闭孔内肌和上孖肌
    - 股方肌和下孖肌
  - — 皮支
    - 穿皮支
    - 骶 4 神经的会阴支
  - — 副交感支
    - 盆内脏神经（S2-S4 勃起神经）

临床意义

临床上需要显露腰骶丛的情况远远小于显露臂丛的情况。常见的病变是肿瘤而非创伤。显露时，手术入路常需要相关外科医师的帮助（普通外科、创伤外科、血管外科或结直肠外科医师）。个别情况下，在神经根水平的近端病变可通过椎旁入路（Wiltse）从后方显露，并根据病变向椎管内生长的范围，辅以不同程度的小关节切除。如行小关节切除，可能需行脊柱内固定。

医源性的腰骶丛损伤可能见于髋关节手术（坐骨神经、股神经），骨盆手术或腰椎的 DLIF（direct lateral interbody fusion）手术（股神经）。

盆腔癌症向神经束膜扩散时可能引起腰骶神经根受累，引起类似于坐骨神经痛的症状[1]。

梨状肌综合征是由于梨状肌水平坐骨神经受压引起坐骨神经痛[2]。

手术入路

腹膜后入路[3]

1. 进入腹膜后常需要相关的外科医师协助。可通过开放入路或腹腔镜方式进行。这里我们描述的是开放入路。
2. 体位：仰卧位（图 15.1）或侧卧位垫胸枕。
3. 切开皮肤、浅筋膜（即浅部的脂肪层，Camper 筋膜）和深筋膜（即深部的纤维，Scarpa 筋膜）。
4. 切开腹壁肌肉层：腹外斜肌、腹内斜肌和腹横肌。根据切口的大小可将肌肉牵开（图 15.2）或切断。
5. 腹横筋膜打开后，可见到黄色带光泽的腹膜外脂肪。进一步分离可显露外侧的腰方肌和髂肌以及内侧的腰大肌。
6. 在腰大肌外侧，从头端到尾端可见到髂腹下神经、髂腹股沟神经、股外侧皮神经和股神经。需将后腹壁肌肉表面的筋膜打开以显露这些神经。另外，如需显露股神经，需将腰大肌和髂肌分开。

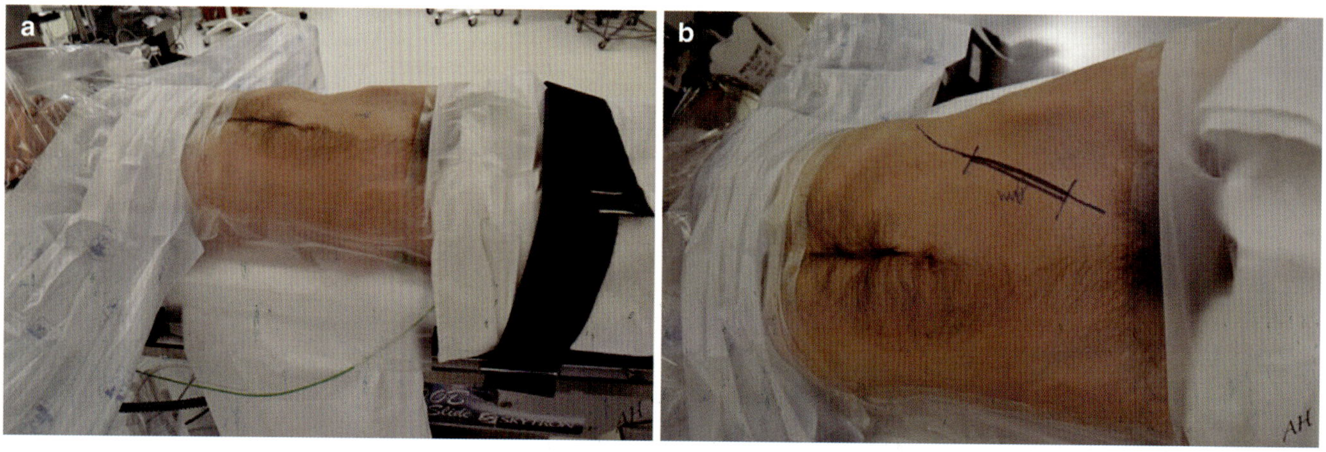

图 15.1 左侧腰骶神经丛显露。（**a**）患者取仰卧位。（**b**）平行于腹外斜肌做斜行切口。切口的大小和高低取决于需显露的病变的大小和位置。大切口时需要切断肌肉，小切口则只需牵开肌肉

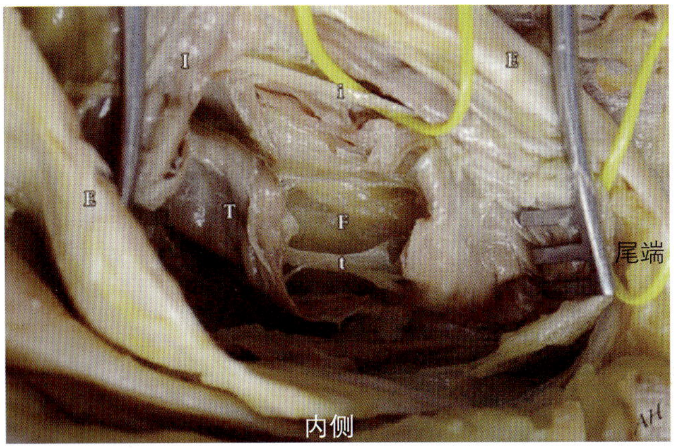

图 15.2 在尸体上显示肌肉牵开入路。E 腹外斜肌，I 腹内斜肌，T 腹横肌，t 腹横筋膜，F 腹膜外脂肪，i 髂腹股沟神经

7. 在腰大肌前方是生殖股神经，可分为股支和生殖支两部分。
8. 在腰大肌内侧是闭孔神经和腰骶干，显露这些神经时可能需要牵开髂血管（图 15.3）。
9. 骶丛位于盆腔深部，梨状肌的前方。显露时除了需要牵开髂血管外，还需要牵开结肠和直肠。

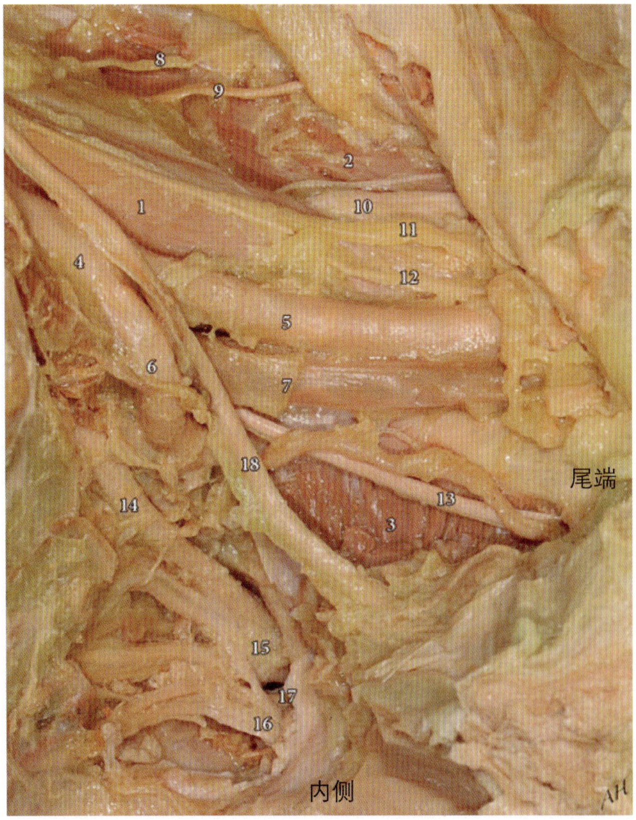

图 15.3 在尸体上显示左侧腹膜后腰骶神经丛。1 腰大肌，2 髂肌，3 闭孔内肌，4 髂总动脉，5 髂外动脉，6 髂内动脉，7 髂外静脉，8 髂腹股沟神经，9 股外皮神经，10 股神经。注意 8 ~ 10 从腰大肌的外侧缘引出。11 生殖股神经的股支，12 生殖股神经的生殖支。注意 11 和 12 位于腰大肌前方。13 闭孔神经，14 腰骶干。注意 13 和 14 位于腰大肌内侧。15 坐骨神经，16 阴部神经，17 股后皮神经，18 输尿管

后方椎旁入路（Wiltse 入路）[4]

1. 体位：俯卧位。
2. 在切开前常需要 X 线定位。
3. 中线旁开约 4cm 做皮肤切口。
4. 切开浅筋膜和深筋膜。
5. 打开椎旁肌肉以显露相应脊椎的横突，放置自固定牵开器牵开。
6. 打开横突间筋膜。
7. 可使用电刺激来确认神经根（electromyogram，EMG）。
8. 需要时可行部分或全部小关节切除。

并发症

腹膜后入路

可能出现血管损伤、输尿管损伤或肠道损伤。可能并发切口疝，尤其是肌肉切断的时候。

Wiltse 椎旁入路

后根神经节（dorsal root ganglion, DRG）受牵拉引起的神经病理性疼痛。

参考文献

1. Hebert-Blouin MN, Amrami KK, Myers RP, Hanna AS, Spinner RJ (2010) Adenocarcinoma of the prostate involving the lumbosacral plexus: MRI evidence to support direct perineural spread. Acta Neurochir (Wien) 152(9):1567-1576.
2. Filler AG (2008) Piriformis and related entrapment syndromes: diagnosis and management. Neurosurg Clin N Am 19(4):609-622.
3. McAfee PC, Bohlman HH, Yuan HA (1985) Anterior decompression of traumatic thoracolumbar fractures with incomplete neurological deficit using a retroperitoneal approach. J Bone Joint Surg Am 67-A(1):89-104.
4. Wiltse LL, Spencer CW (1988) New uses and refinements of the paraspinal approach to the lumbar spine. Spine 13(6):696-706.

（林国中 译　王振宇　谢京城 审校）

股 神 经　16

手术解剖

股神经起源于 L2-L4 前支的后股，在腰大肌内形成股神经并从腰大肌外侧缘引出，支配腰大肌和髂肌。它在腹膜后间隙走行，然后在腹股沟韧带下方与相应血管一起进入股部。股静脉（V）位于最内侧，然后是股动脉（A），最后是股神经（N）（VAN）。股神经本身较短，分出多个肌肉支（支配股四头肌和缝匠肌）、股内侧皮神经、股中间皮神经和隐神经。隐神经在收肌管内与股动脉伴行，然后在下肢内侧与大隐静脉伴行。

临床意义

与腓肠神经和桡浅神经相似，隐神经也可用于神经活检（6cm）或作为神经移植的供体。隐神经髌下支的神经瘤是膝关节置换术后疼痛的常见原因[1]。

显 露

在股三角

1. 紧贴股动脉搏动的外侧，在腹股沟韧带的下方做垂直切口（图 16.1）。
2. 切开浅筋膜和深筋膜。
3. 通常可以看到股神经的皮支，沿着皮支神经向深部和头端追踪，可以找到神经的主干。如果看不到股神经的皮支，可首先显露股动脉，神经在股动脉的外侧，股鞘的外面（图 16.2）。
4. 腰大肌和髂肌表面的筋膜需要打开以显露神经。
5. 神经向近端位于腹股沟韧带的下方，该韧带可以打开。

在腹膜后

（图 16.3，另参见图 16.1、图 15.2、图 15.3）

1. 开放手术（如本文所述）或腹腔镜手术。
2. 在腹股沟韧带外侧半上方做斜行切口。

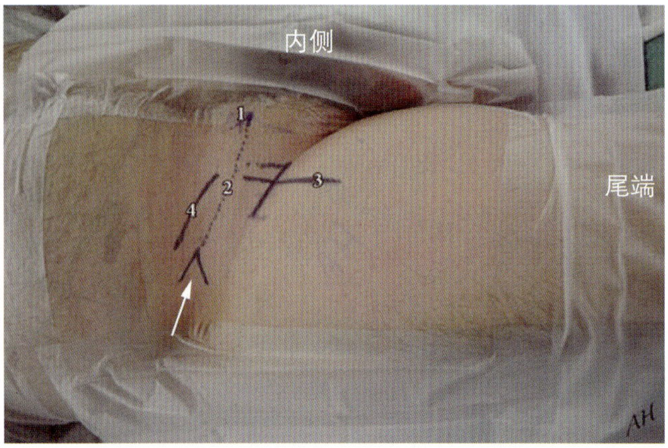

图 16.1 显露右侧股神经。患者取仰卧位。箭号：髂前上棘（ASIS）1 耻骨结节，2 腹股沟韧带（点线），3 在股三角（大腿）显露股神经的切口，从腹股沟韧带的中点开始，位于股动脉搏动的外侧。4 在腹膜后显露股神经的切口。可在臀部垫一小枕以利于腹膜后的显露

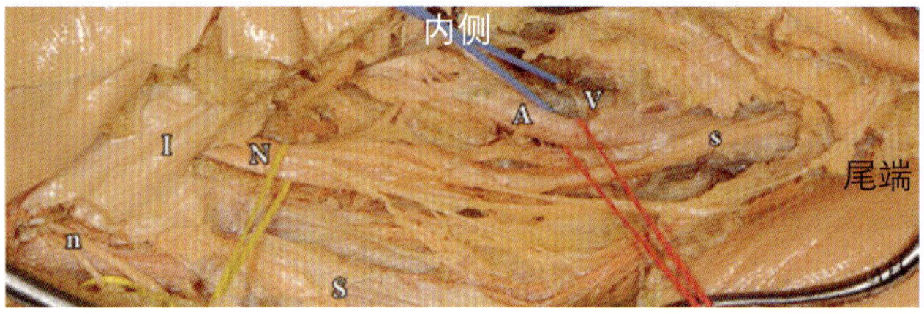

图 16.2 在尸体上显露右侧大腿部的股神经。V 股静脉，A 股动脉，N 股神经，I 腹股沟韧带，n 股外侧皮神经，S 缝匠肌，s 隐神经

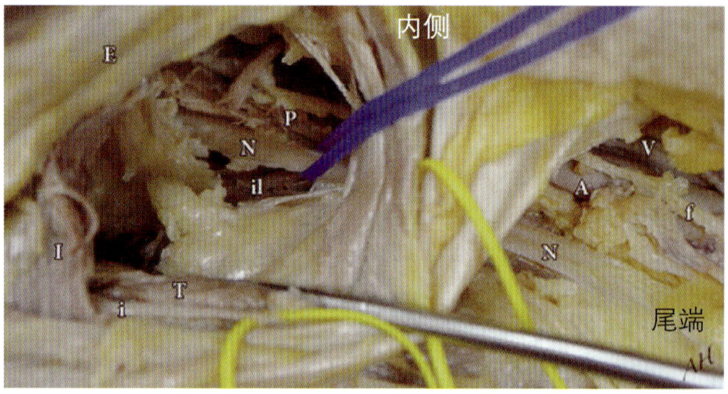

图 16.3 另一尸体标本上展示在大腿和腹膜后联合显露右侧股神经。E 腹外斜肌，I 腹内斜肌，i 髂腹股沟神经，T 腹横肌，P 腰大肌，il 髂肌，N 股神经，A 股动脉，f 生殖股神经的股支

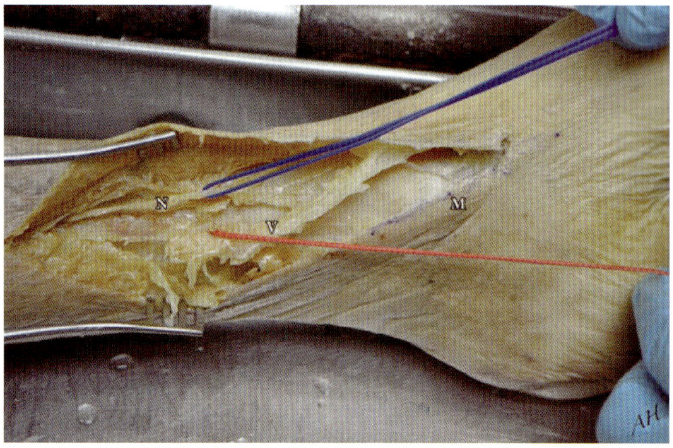

图 16.4 沿左侧小腿的内侧面显露隐神经。M 内踝，V 大隐静脉，N 隐神经

3. 沿肌纤维方向分离牵开腹壁肌肉（腹外斜肌、腹内斜肌和腹横肌）。
4. 然后可以看到腹膜外脂肪，钝性分离可将腹膜及其内容物向内侧牵开，可显露腹膜后间隙。
5. 打开髂肌和腰大肌表面的筋膜。
6. 首先可以看到股外侧皮神经，它从腰大肌的外侧缘，经过髂肌的前面，走向髂前上棘（anterior superior iliac spine，ASIS）。
7. 打开腰大肌和髂肌之间的间隙，可找到股神经。

隐神经

隐神经是一个小的皮支，在下肢和膝关节的内侧、内踝前方位于浅筋膜内，与大隐静脉伴行（图 16.4）。向近端，它位于缝匠肌的深方，然后在收肌管内与股动脉伴行（图 16.5）。

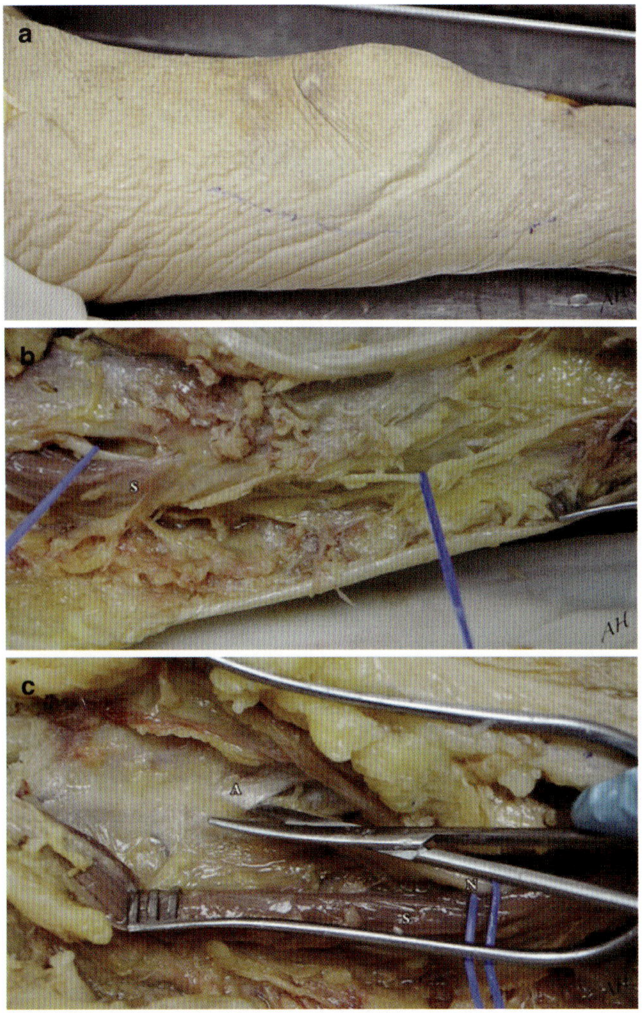

图 16.5 （**a**）沿左膝内侧面显露隐神经。（**b**）可观察到隐神经（蓝色条带）从缝匠肌（S）深方穿过。（**c**）可打开收肌管的顶部腱膜以进一步显露。S 缝匠肌，N 隐神经

参考文献

1. Nahabedian MY, Johnson CA (2001) Operative management of neuromatous knee pain: patient selection and outcome. Ann Plast Surg 46(1):15-22.

（林国中 译　王振宇　谢京城 审校）

股外侧皮神经 17

手术解剖

股外侧皮神经（lateral femoral cutaneous nerve，LFCN）起源于 L2-L3 后股。它从腰大肌外缘穿出，斜向外下方走向髂前上棘（ASIS）。然后从腹股沟韧带的外侧部分下方穿过，在其神经鞘（围绕神经的完整的筋膜隧道）内进入股部。它支配股部前外侧的皮肤感觉。

解剖变异

该神经可位于髂前上棘的内侧、浅部或者外侧。

临床意义

感觉异常性股痛以股外侧皮神经分布区的疼痛和感觉异常为特征。可见于长时间俯卧位手术后，也可无明显诱因出现。体型肥胖的人更容易出现（图 17.1）[1]。

显　露

在股部

1. 体位：仰卧位（图 17.2）。
2. 切口：纵切口或斜切口，约位于髂前上棘内侧 1.5cm。神经的走行及其与髂前上棘的关系可能会有变异。
3. 切口应切开浅筋膜。
4. 打开缝匠肌上覆盖的深筋膜以暴露股外侧皮神经（图 17.3）。
5. 在近端，该神经位于腹股沟韧带的深方，需打开腹股沟韧带以充分减压（图 17.4）。
6. 由于神经的走行存在变异性，建议在超声辅助下进行手术，并在术前进行导丝定位。
7. 作者最近采用了一种神经移位术，该手术将神经下方的筋膜打开，使神经向内侧移位至少 2cm。这样可有效地将神经从髂前上棘松解开。

在腹膜后（图 17.5、图 17.6）

参见第 16 章腹膜后股神经部分。

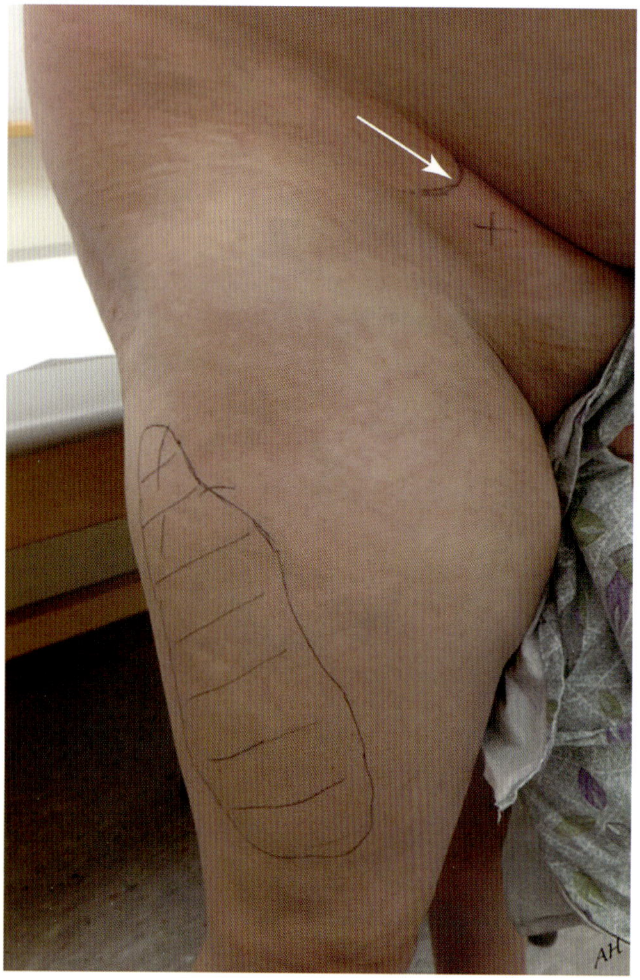

图 17.1 一例右侧感觉异常性股痛的患者。平行线标记的是股前外侧感觉改变的区域，“X”标记的是髂前上棘（箭号）内侧有 Tinel 征的部位。注意患者的体型，这是感觉异常性股痛的典型特征

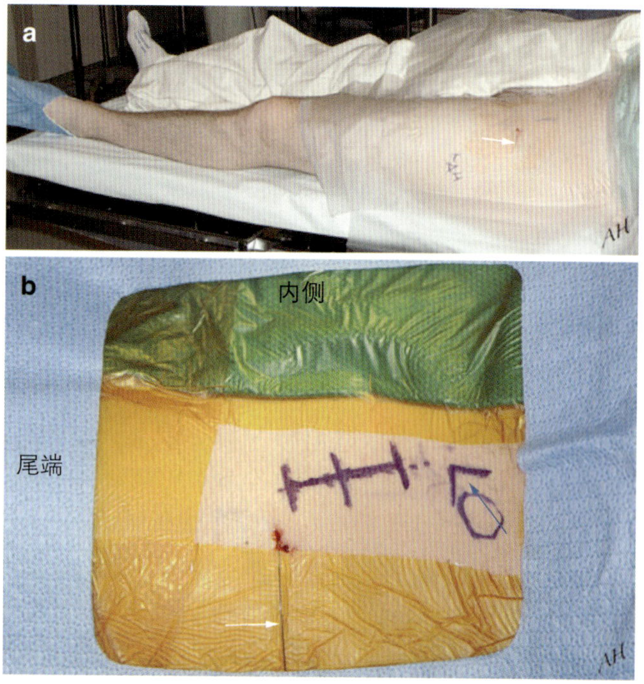

图 17.2 （**a**）另一例患者摆好体位准备进行左侧股外侧皮神经减压。选择髂前上棘内侧 1 ~ 2cm 的纵行切口。注意术前通过超声放置的用于定位神经的导丝（白色箭号）。（**b**）局部特写，沿术前超声定位的神经轨迹标记切口于髂前上棘（蓝色箭号）内侧

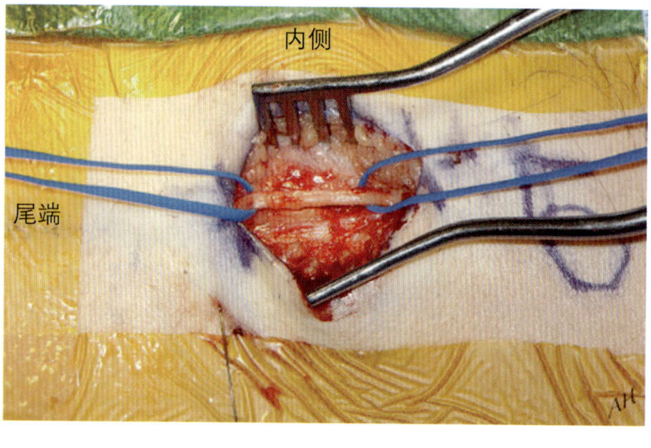

图 17.3 打开神经鞘，显露股外侧皮神经

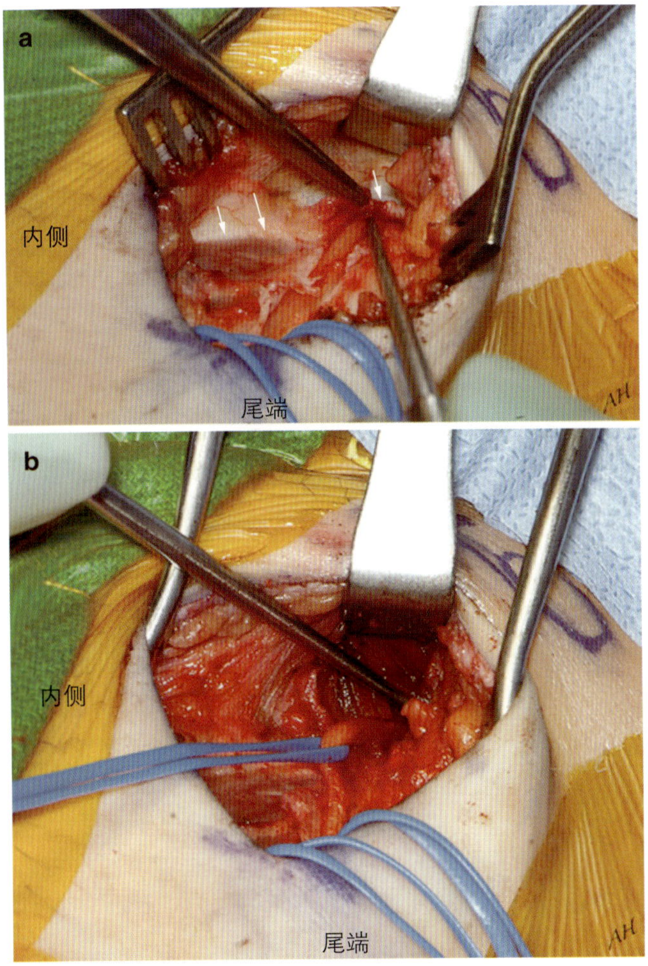

图 17.4 （a）在近端，可观察到神经位于腹股沟韧带下方（箭号），被韧带拴系而紧贴于髂前上棘。（b）在充分减压后，神经完全松解，直至上行至腹膜后腔

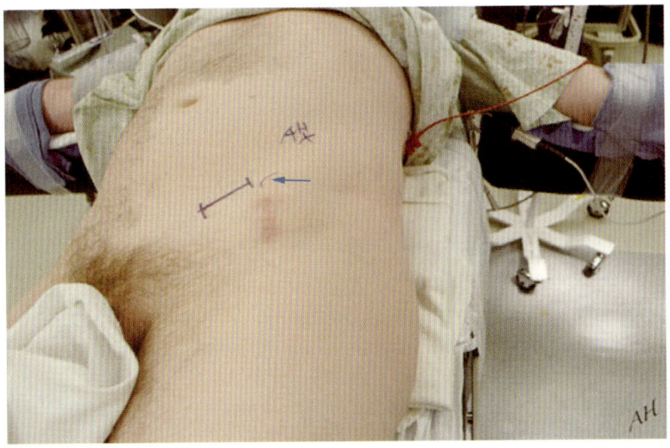

图 17.5 腹膜后显露左侧股外侧皮神经的体位和切口。患者采取仰卧位，术侧臀部垫高。切口位于髂前上棘（蓝色箭号）内侧，腹股沟韧带的头端，并平行于腹股沟韧带。请注意既往在髂前上棘尾端进行减压的纵行切口

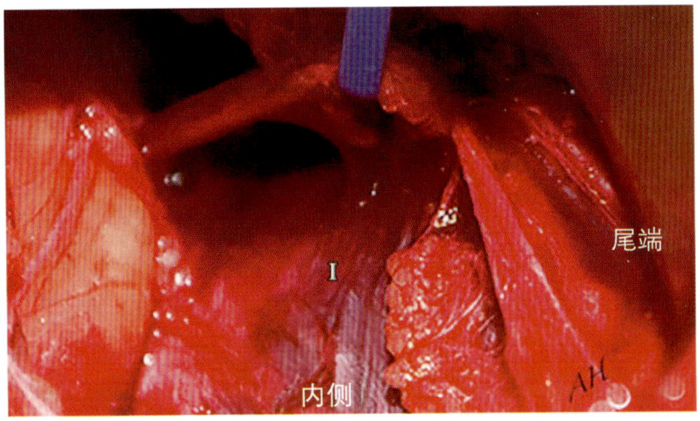

图 17.6 在腹膜后腔显露左侧股外侧皮神经（蓝色条带）并横断。I 髂肌

参考文献

1. Cheatham SW, Kolber MJ, Salamh PA (2013) Meralgia paresthetica: a review of the literature. Int J Sports Phys Ther 8(6):883-893.

（林国中 译 王振宇 谢京城 审校）

坐骨神经 18

手术解剖

坐骨神经主要包含两个分支：胫神经和腓总神经。前者来源于 L4-S3 的前股，后者来源于 L4-S2 的后股。它在骨盆内梨状肌的前方形成，常从梨状肌下方（偶从梨状肌内）穿出坐骨大孔，然后从坐骨结节和大转子之间进入股部。在坐骨神经深部，从头端到尾端，分别是上孖肌、闭孔内肌、下孖肌、股方肌和大收肌。坐骨神经浅部，在臀部有臀大肌，在股部有股二头肌的长头从神经的内侧跨越到外侧。该神经支配股后肌群——股二头肌、半膜肌、半腱肌以及大收肌的坐骨部分。在股下部，坐骨神经终止并分为胫神经和腓总神经。

临床意义

坐骨神经在髋关节附近最易受到损伤，髋关节脱位、髋关节或骨盆骨折以及在全髋关节置换术中受到牵拉，均可能导致该神经受损[1]。其腓神经部分更常受损，损伤程度更重，且更难以恢复[2]。在股部，其腓侧的最后分支支配股二头肌短头。这对于病变的定位非常重要。

显　露

臀部入路

经臀肌入路

1. 体位：俯卧位或侧卧位（下方垫胸枕）。
2. 切口：斜行切口，沿臀大肌的肌纤维方向（图 18.1）。
3. 切口应切开浅筋膜和深筋膜。
4. 沿肌纤维方向分开臀大肌，可使用 Bovie 电刀或剪刀进行分离，后者需辅以双极对穿支血管进行电凝。使用自动牵开器（Gelpi 或小脑牵开器）牵开。
5. 牵开臀大肌后，可见臀大肌深方的脂肪层（图 18.2）。在脂肪垫触诊可触及粗大的索条样的坐骨神经。
6. 沿坐骨神经的走行方向纵行切开可确认神经（图 18.3）。股后皮神经位于坐骨神经的浅方。
7. 该神经向近端可显露至梨状肌。
8. 为治疗梨状肌综合征，需横断梨状肌的一部分及其支配神经（位于肌肉深方）。
9. 阴部神经也可通过此入路进行显露，但阴部神经比坐骨神经更深且更靠近内侧。
10. 如要进行神经活检，需根据术前 MRI 确定可疑异常部位，并在此部位打开神经鞘。在神经束之间进行分离，最好使用EMG进行评估后，选择大体上存在异常的神经束作为活检对象，如没有明显异常，则随机选择一束神经束活检。向头端及尾端分离神经束，直至获得满意的长度（4～6cm）。

臀肌皮瓣入路

1. 体位：俯卧位或侧卧位（下方垫胸枕）。
2. “问号”切口，从髋关节的侧方开始，围绕臀部，然后沿中上股部做纵行切口（图18.1和图18.4）。
3. 切口应切开浅筋膜和深筋膜。
4. 沿臀大肌的附着处切开，但注意保留一部分以便于缝合（图18.5）。
5. 将臀大肌皮瓣抬起并牵向内侧。
6. 臀大肌牵开后，可显露其下方的肌层：臀中肌、臀小肌和梨状肌。

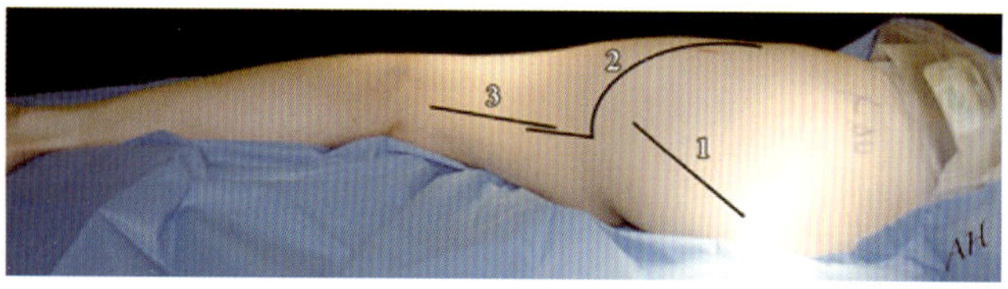

图 18.1 显露左侧坐骨神经的不同切口。1经臀肌入路切口，2臀肌皮瓣入路切口，3股后入路切口。该患者为侧卧位，也可选择俯卧位

7. 确认梨状肌下方的脂肪垫，在脂肪垫触诊可触及粗大的索条样的坐骨神经。
8. 沿坐骨神经的走行方向纵行切开可确认神经，股后皮神经位于坐骨神经的浅方，阴部神经则位于坐骨神经的内侧深方。
9. 坐骨神经床（深部结构）从头端到尾端分别为上孖肌、闭孔内肌、下孖肌、股方肌和大收肌（图18.6）。
10. 该神经向近端可显露至梨状肌。
11. 该神经也可向远端显露，直至股二头肌长头跨过该神经（图18.7）。

股部入路

1. 体位：俯卧位。
2. 股后正中切口（图18.1）。
3. 切口应切开浅筋膜和深筋膜。
4. 股后肌群被分开为外侧的股二头肌和内侧的半腱肌及半膜肌（图18.8）。放置自动牵开器。
5. 确认肌肉深方的脂肪层，在脂肪垫触诊可触及粗大的索条样的坐骨神经。
6. 沿坐骨神经的走行方向纵行切开可确认神经。
7. 该神经可向远端显露直至其分叉部
8. 该神经也可向近端显露，直至股二头肌长头跨过该神经，此后神经进入臀大肌深方。

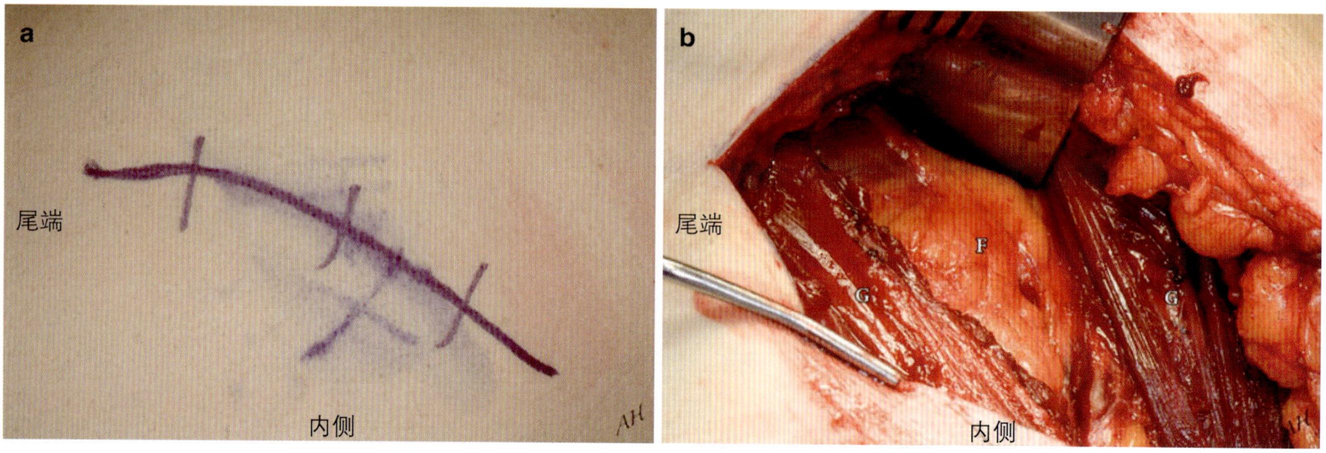

图 18.2 （**a**）左侧经臀肌入路切口。（**b**）分离臀大肌纤维（G）可显露其下面的脂肪垫（F）

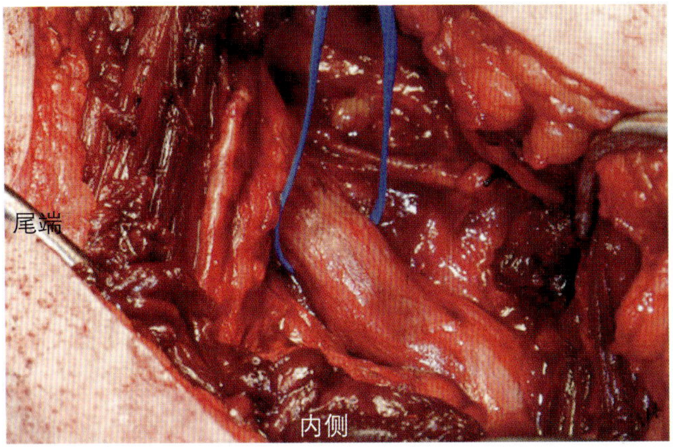

图 18.3 在脂肪垫内找到坐骨神经（蓝色条带）

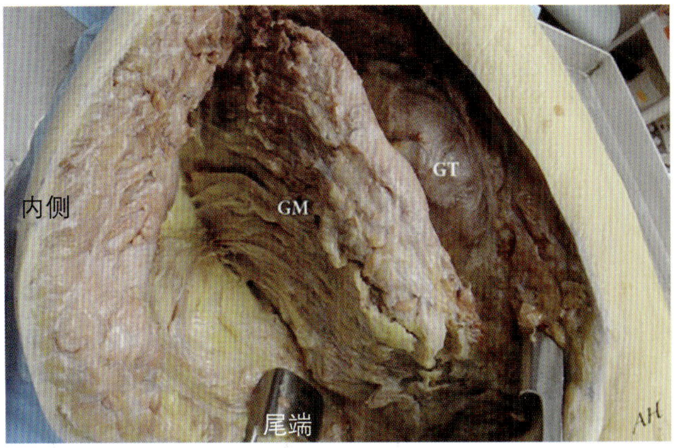

图 18.5 臀大肌（GM）瓣被抬起。GT 大转子

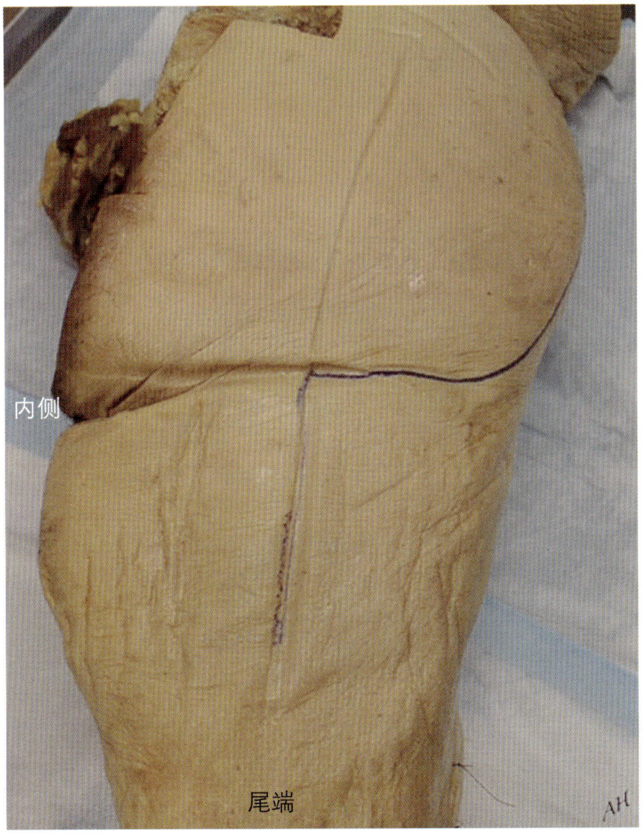

图 18.4 尸体上的右侧臀肌瓣切口

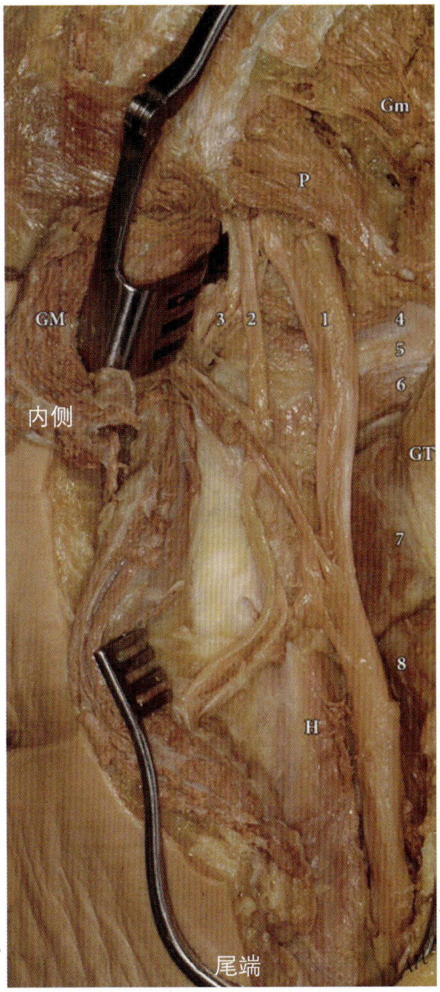

图 18.6 在臀大肌（GM）深方的脂肪垫中找到坐骨神经（1）。Gm 臀小肌，P 梨状肌，GT 大转子，H 股后肌群，2 股后皮神经，3 阴部神经；4～8 坐骨神经床：4 上孖肌，5 闭孔内肌，6 下孖肌，7 股方肌，8 大收肌

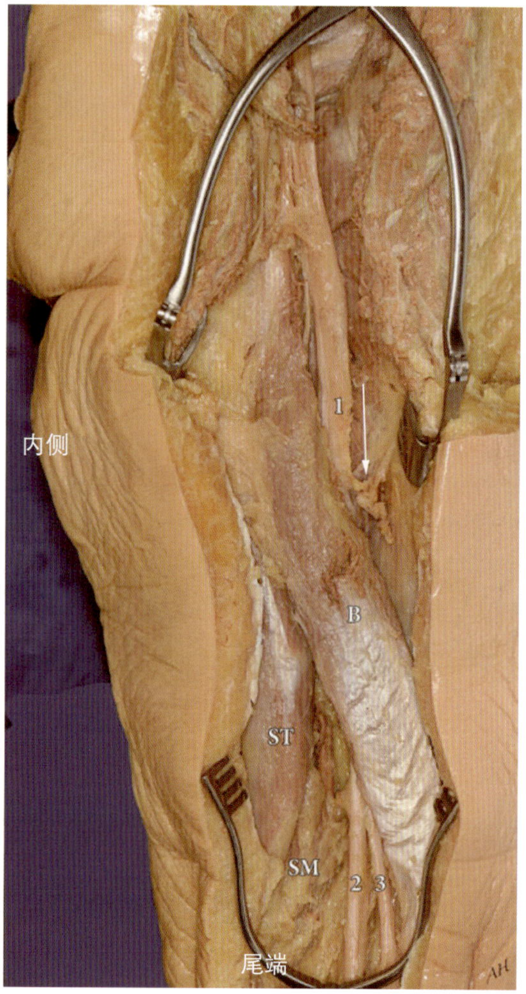

图 18.7 在股后，坐骨神经（1）上方有股二头肌（B）长头跨过。然后在腘窝处分为胫神经（2）和腓总神经（3）。ST 半腱肌，SM 半膜肌；箭号：到股二头肌短头的腓侧分支，为股神经在股部的最后分支

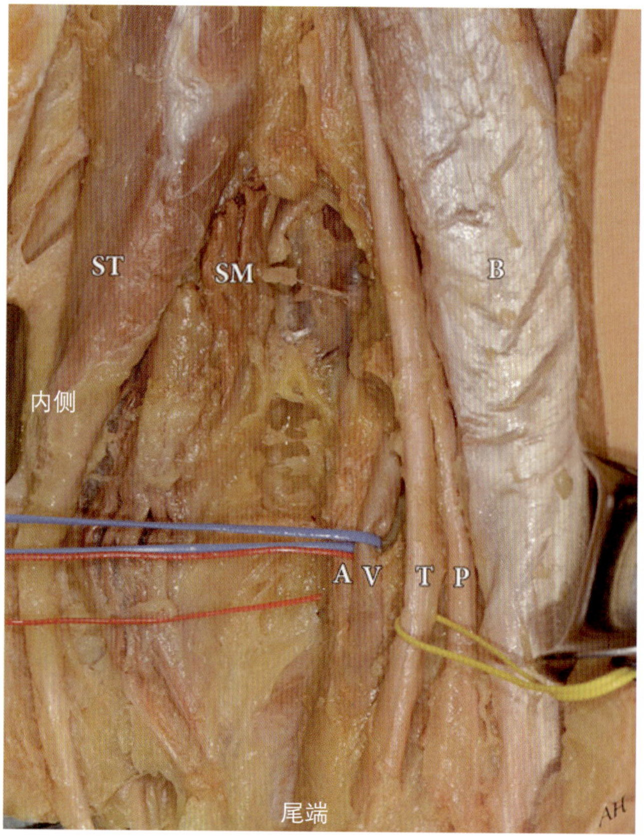

图 18.8 右侧腘窝内坐骨神经。ST 半腱肌，SM 半膜肌，B 股二头肌，P 腓总神经，T 胫神经，V 腘静脉，A 腘动脉

参考文献

1. Lee PT, Lakstein DL, Lozano B, Safir O, Backstein J, Gross AE (2014) Mid-to long-term results of revision total hip replacement in patients aged 50 years or younger. Bone Joint J 96-B(8): 1047-1051.
2. Burks SS, Levi DJ, Hayes S, Levi AD (2014) Challenges in sciatic nerve repair: anatomical considerations. J Neurosurg 121(1): 210-218.

（林国中 译　王振宇　谢京城 审校）

胫神经 19

手术解剖

在大腿的下三分之一，腘窝的头端部分，胫神经从坐骨神经上分出。它继续在中线走行，位于腘静脉的后方。在小腿上部，它从腓肠肌的两个头中间穿过，然后进入比目鱼肌腱弓下方。它支配所有腓肠肌肉，其皮支加入腓肠神经（腓肠内侧皮神经）。在踝的内侧面发出跟骨支后，进入跗管，然后分为内跖神经和外跖神经，进入踇展肌下各自的神经管，支配足内在肌和足底皮肤。

临床意义

胫神经可在比目鱼肌腱弓或跗管受到卡压，跖部神经瘤累及内跖神经的足趾支，可见于第二、第三足趾间或第三、第四足趾间。

膝关节脱位或骨折时胫神经可受到损伤，但通常比腓神经恢复得更快更好。

显 露

在腘窝和小腿上部（图 19.1）

1. 体位：俯卧位。
2. 大腿下部及小腿上部的后正中切口。如果要跨越膝部的皱折，应做斜行或 Z 字形切口。
3. 切开浅筋膜和深筋膜。
4. 可在中线部位找到胫神经，而腓总神经则需在外侧沿着股二头肌寻找。
5. 胫神经向远端继续显露，可见其发出多个分支支配小腿肌肉，并发出一个分支加入腓肠神经。它从腓肠肌的两个头中间穿过，然后进入比目鱼肌腱弓下方。后者可切开以行胫神经减压。

在跗管（图 19.2）[1]

1. 体位：仰卧位，髋关节外旋，膝关节轻度屈曲。
2. 可使用止血带。
3. 沿内踝和跟骨中间做弧形切口。
4. 切开浅筋膜和深筋膜。
5. 锐性切开屈肌支持带，可显露胫神经及其后方的胫血管。
6. 跟骨支从胫神经的后方发出，并走向后下方。

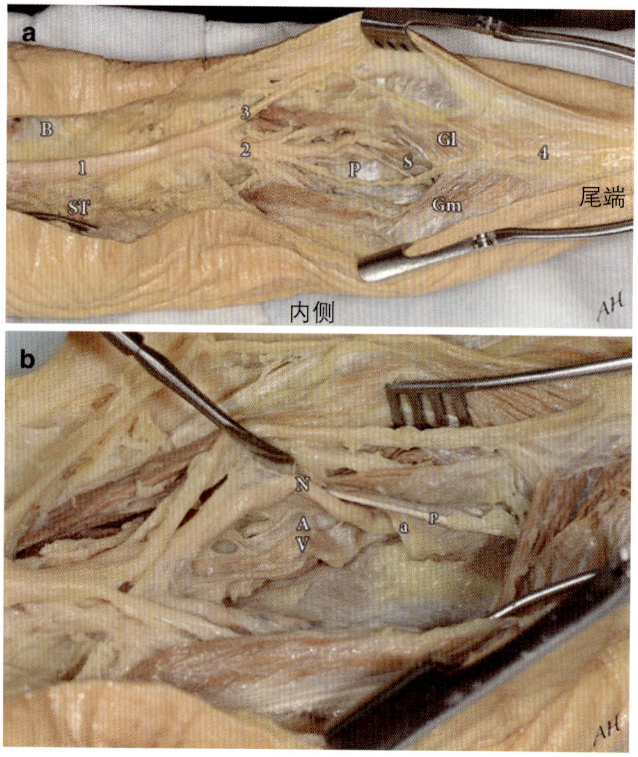

图 19.1 （a）在右侧腘窝显露坐骨神经（1）、胫神经（2）和腓总神经（3）。体位：俯卧位。B 股二头肌，ST 半腱肌，Gm 腓肠肌内侧头，Gl 腓肠肌外侧头，S 比目鱼肌，P 腘肌，4 腓肠神经（来源于胫神经和腓总神经的分支）。（b）特写显示腘静脉（V）、腘动脉（A）和胫神经（N）从比目鱼肌腱弓（a）下方离开腘窝。p 跖肌腱

7. 在跗管的远端，胫神经分为两终支：内跖神经和外跖神经。
8. 这两支神经向远端走行于踇展肌下方。
9. 它们进入各自的神经管，应分别进行减压，而且两个神经管中间的分隔也应该切除。

在足部（跖部神经瘤）（图 19.3）

1. 体位：仰卧位。
2. 第二、第三足趾间或第三、第四足趾间足背切口。
3. 切口应深至跖骨间韧带被横断为止。
4. 趾神经获得减压。
5. 神经瘤可切除、切除 + 神经移植或留置不动。

跗管松解的并发症

1. 因前方隐神经损伤或后方跟骨支损伤而出现疼痛。
2. 远端减压不充分而出现残余症状。
3. 后部胫血管的损伤。
4. 伤口感染或裂开，尤其是糖尿病患者。

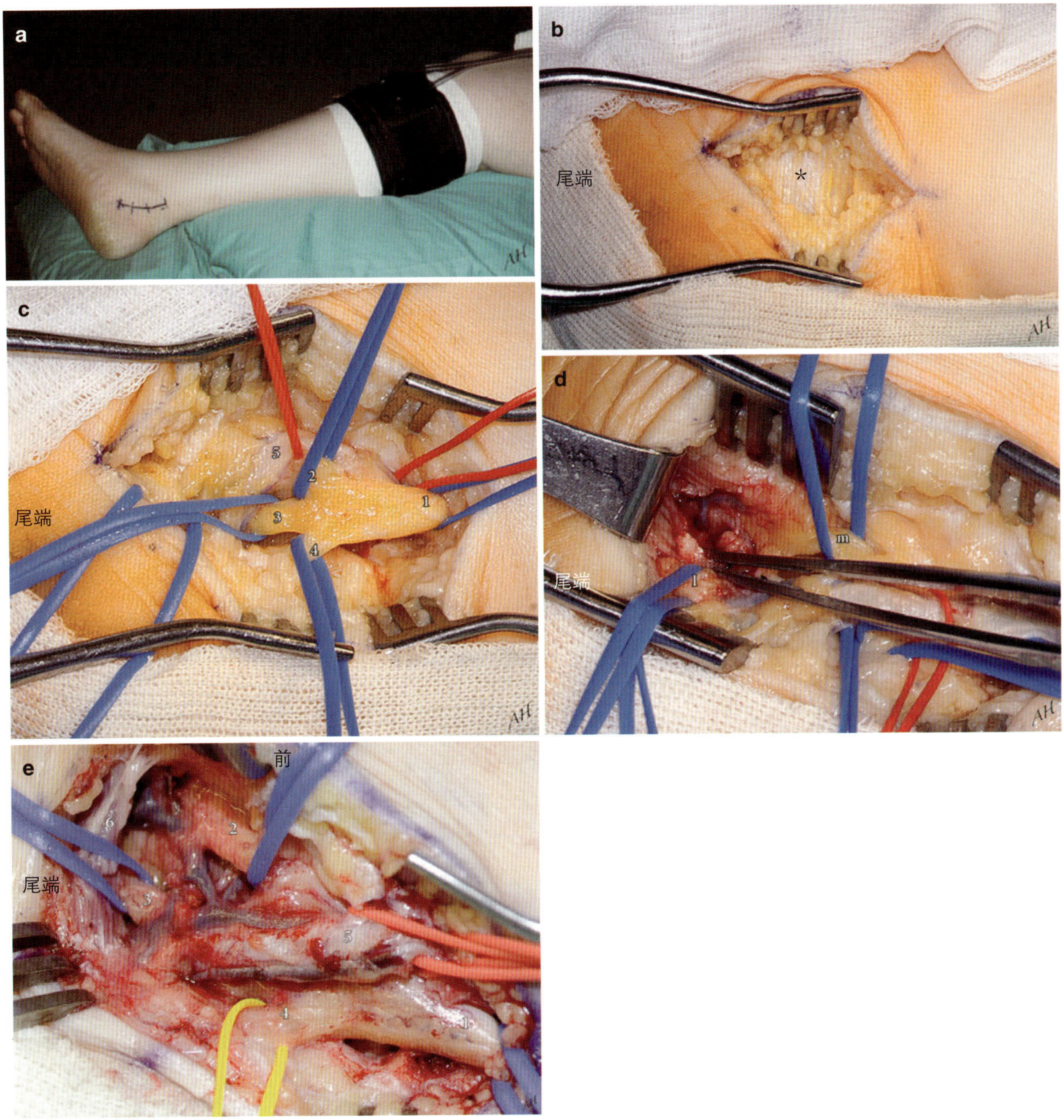

图 19.2　右侧跗管松解。（a）患者仰卧位，髋关节外旋，膝关节轻度屈曲。可使用止血带，在内踝和跟骨之间做切口。（b）显露并切开屈肌支持带（＊）。（c）显露胫神经（1）、内跖神经（2）、外跖神经（3）和跟骨支（4）。解剖游离后方的胫血管（5）。（d）内跖神经（m）和外跖神经（l）向远端走行于踇展肌下方各自的神经管内。两者之间的分隔（镊子所夹持的结构）需要切除以充分减压。（e）跗管松解的最终所见，1 胫神经，2 内跖神经，3 外跖神经，4 跟骨支，5 后方胫血管，6 屈肌支持带

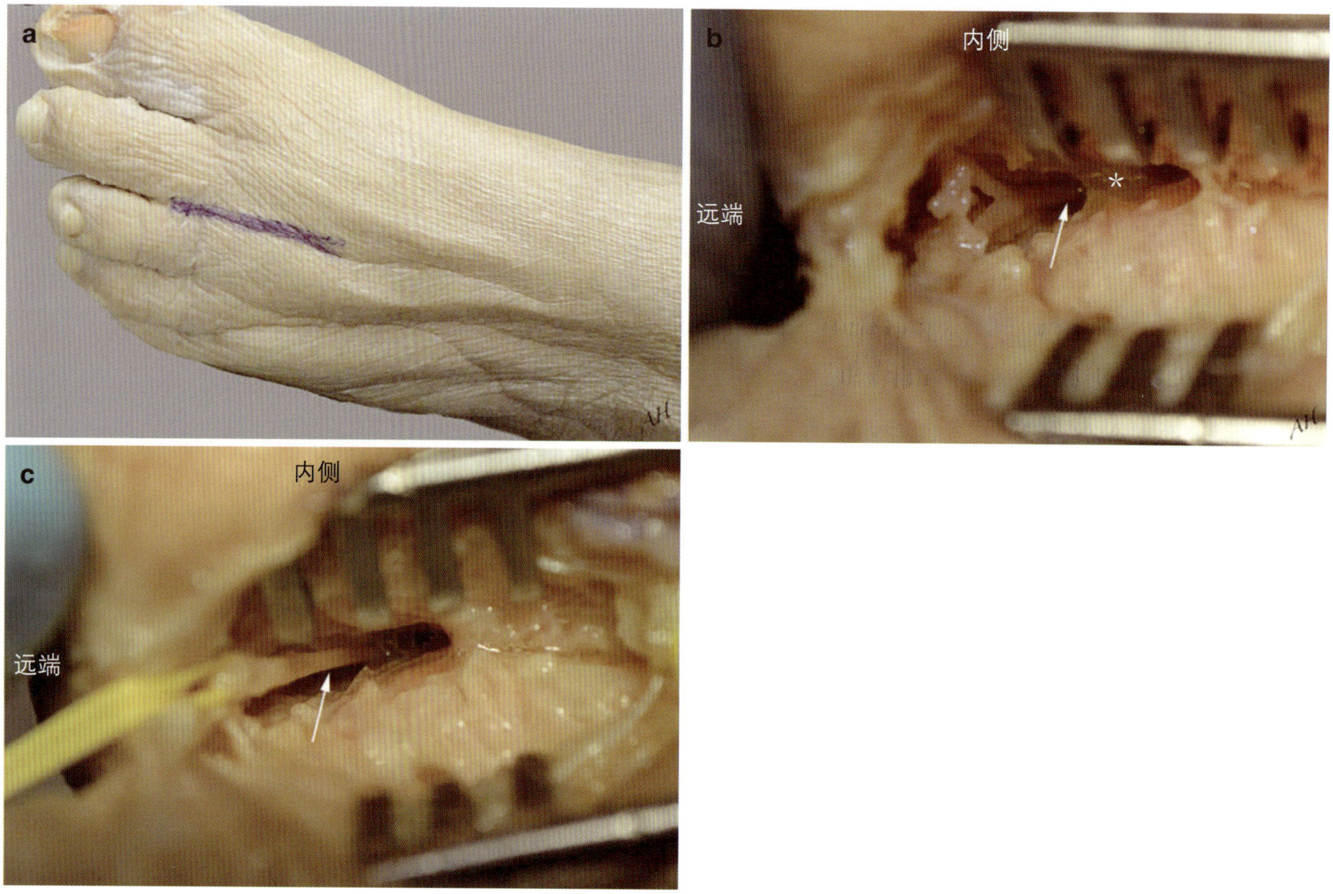

图 19.3 尸体图解左侧跖部神经瘤手术。(**a**)根据神经瘤的位置，选择第二、第三足趾间或第三、第四足趾间切口。(**b**)在跖骨间韧带(*)深方可观察到趾足底固有神经(箭号)。(**c**)减压后，神经(箭号)很松弛

参考文献

1. Dellon AL (2008) The Dellon approach to neurolysis in the neuropathy patient with chronic nerve compression. Handchir Mikrochir Plast Chir 40(6):351-360.

(林国中 译　王振宇　谢京城 审校)

腓总神经

20

手术解剖

腓总神经是坐骨神经在大腿下三分之一的两个终末分支之一，它走行于下肢外侧，股二头肌肌腱的内侧，然后经过腓骨头的后方，绕过腓骨颈的外侧。它发出腓肠交通支（腓肠外侧皮神经），与来自胫神经的分支汇合形成腓肠神经。然后沿着小腿的外侧面下行至跟腱的前方。足背外侧皮神经是其终支之一。然后腓总神经分为腓浅支、腓深支和关节支（膝返神经）。

腓浅神经支配腓骨长肌和腓骨短肌。它发出两支终末皮支：足背内侧皮神经和足背中间皮神经。它们穿过小腿下三分之一的深筋膜，支配除第一趾蹼区和小足趾外侧面之外的足背和趾背皮肤。

腓深神经支配胫前肌、踇长伸肌、趾长伸肌和第三腓骨肌。往下在前跗管内位于伸肌支持带的下方，然后在足背部分为外侧肌支（支配趾短伸肌）和内侧皮支（支配第一和第二足趾相邻侧的皮肤）。

临床意义

在膝关节脱位或骨折时，腓总神经极易受损。损伤后恢复缓慢，预后通常较差，尤其是损伤较长时。损伤会导致足下垂伴外翻（图 20.1）。膝返支支配上胫腓关节，该关节的炎症会导致滑膜炎逆行浸润到关节支和腓神经，从而形成神经内腱鞘囊肿（参见第 26 章）。

在骨筋膜室综合征行筋膜切开术时可能会损伤腓浅神经的皮支。在踝关节手术时也容易损伤到各皮支[1]。

显　露

在腘窝

1. 体位：俯卧位。
2. 切口：沿股二头肌后缘做斜行切口。
3. 切开浅筋膜和深筋膜。
4. 在腘窝内股二头肌肌腱内侧的脂肪内可找到腓总神经（见图 19.1）。

腓骨颈附近（图 20.2）

1. 体位：侧卧位，下垫胸枕。
2. 切口：从腓骨颈后方至腓骨颈外侧的曲线切口。
3. 切开浅筋膜和深筋膜，沿腓骨头可触及腓总神经。

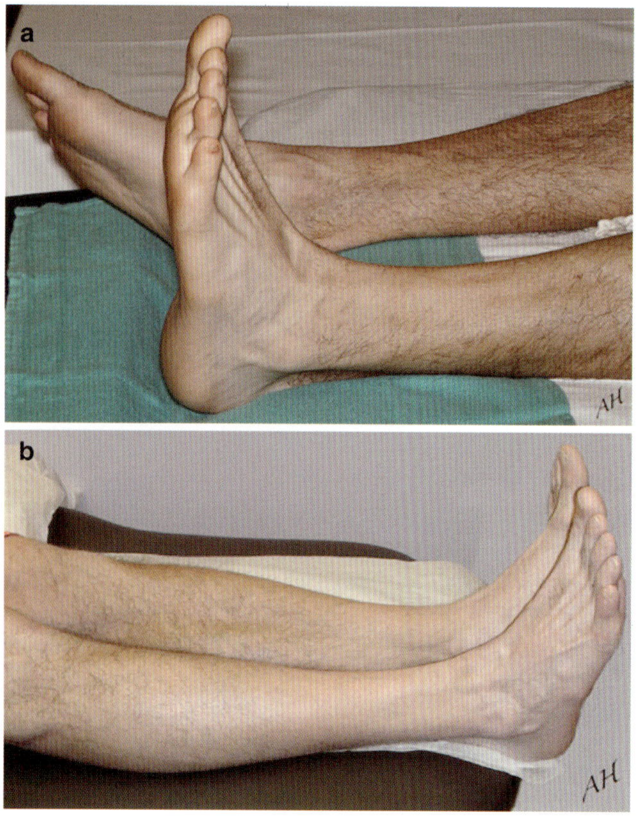

图 20.1 一例右侧腓骨颈部位腓总神经卡压引起足下垂患者的术前（**a**）和术后（**b**）照片

4. 用 Metzenbaum 剪刀锐性分开神经鞘。
5. 向近端显露神经至腘窝并减压。
6. 向远端显露神经至腓筋膜下方，切开腓筋膜以充分减压：首先切开肌肉浅方的筋膜，然后牵开肌肉显露深筋膜，最后切开深筋膜。
7. 切开筋膜后，可显露腓总神经的三个分支：腓浅支、腓深支和关节支。

在小腿下部和踝前部

腓浅神经（图 20.3）

1. 体位：仰卧位。
2. 沿小腿外侧和踝背侧的斜行切口。
3. 可发现终末背侧皮支在小腿的下三分之一穿过深筋膜，然后在皮下脂肪内走行，其中内侧支在内侧，中间支在外侧。
4. 可使用超声来辅助定位这些细小的皮神经。

腓深神经（前跗管）（图 20.4）

1. 体位：仰卧位。
2. 切口：踝背侧正中切口。
3. 打开伸肌支持带。
4. 可发现腓深神经与胫前血管伴行，胫前肌和踇长伸肌肌腱位于其内侧，趾长伸肌位于其外侧。
5. 皮下脂肪内的腓浅神经分支和前跗管内的腓深神经之间有伸肌支持带分隔。

腓肠神经（图 20.5）

1. 体位：取决于手术指征。如行神经活检，给予患者局部麻醉 + 镇静，侧卧位手术。如行神经移植，体位取决于需要修复的神经。即使在仰卧位，只要由助手将小腿抬起，也可取到腓肠神经。
2. 切口：跟腱前方，小腿外侧直切口。
3. 使用自持牵开器牵开，可见皮下脂肪内的小隐静脉。腓肠神经与小隐静脉伴行。
4. 沿神经纵向分离，使其全程游离。
5. 向近端可显露至小腿上部该神经的起源部位（起源于胫神经和腓神经的分支）。腓肠神经的这两个来源支个别时候会保持分离而不汇合，延续为两条独立的神经。

切取腓肠神经的并发症

1. 足和小趾背外侧面感觉缺失。
2. 神经瘤形成，引起疼痛。
3. 伤口感染。

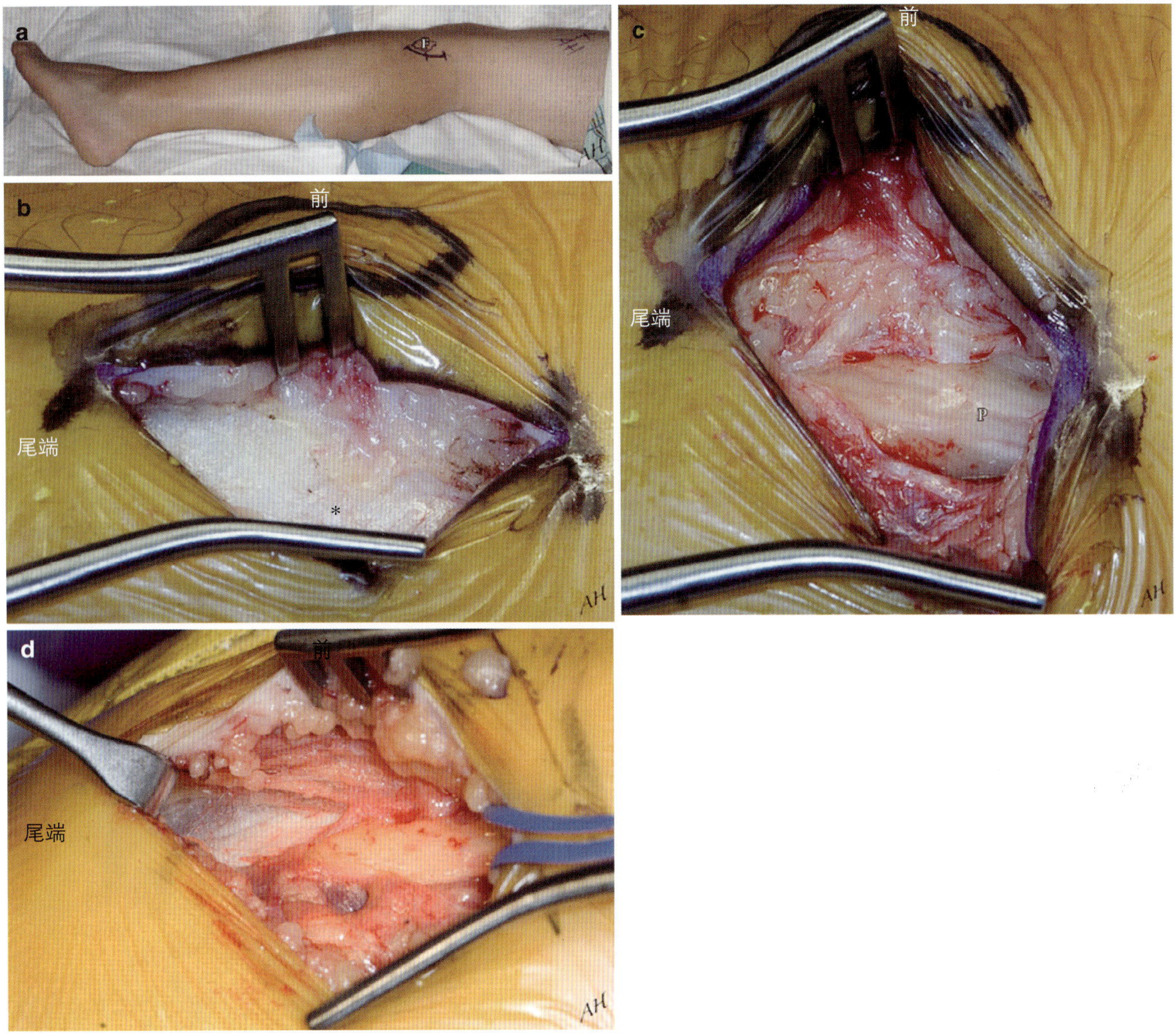

图 20.2 另一例患者，展示在左侧腓骨颈部位行腓总神经减压。(**a**)体位：侧卧位，下垫胸枕；切口：腓骨头(F)后方到腓骨颈外侧。(b)显露神经鞘(*)并打开(**c**)，暴露出腓总神经(P)。显露腓骨肌表面的筋膜(**d**)并打开(**e**)。(**f**)牵开肌肉，显露其深方的筋膜，可清楚地看见筋膜边缘(箭头)压迫神经。(**g**)打开这层筋膜以获得远端的充分减压，可见腓总神经的三个终末分支：S 腓浅神经、D 腓深神经和 A 关节支。(**h**) 在股二头肌(B)肌腱内侧做充分的近端减压

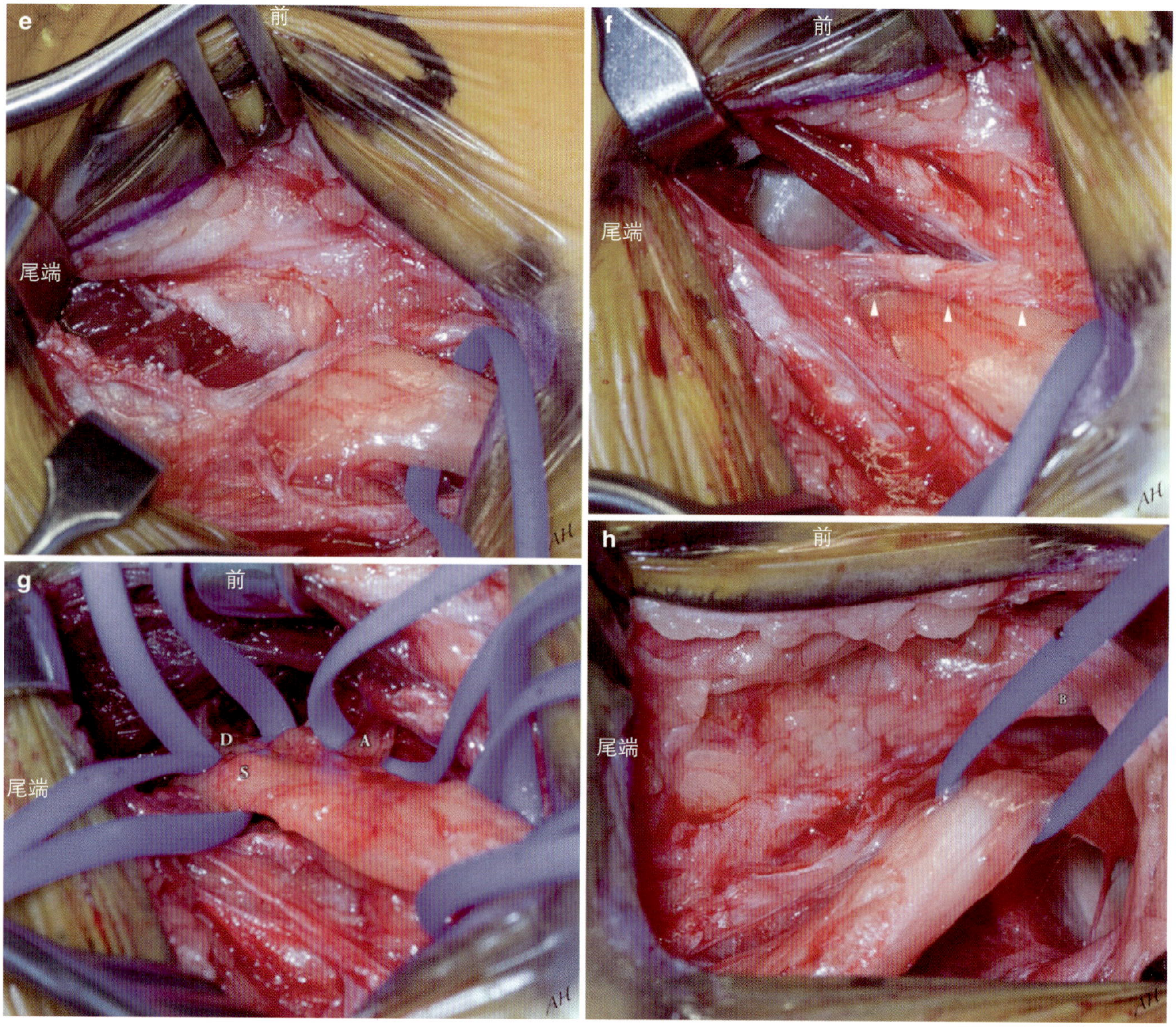

图 20.2 （续）

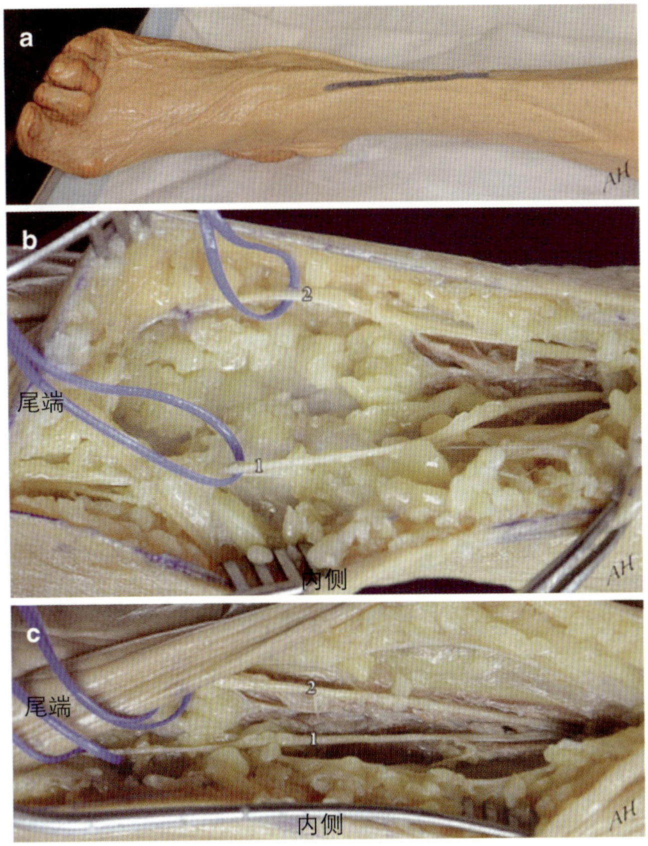

图 20.3 （**a**）显露右侧腓浅神经皮支的切口。内侧（1）和中间（2）背侧皮神经在远端可在皮下脂肪内观察到（**b**），在近端则位于腓筋膜的深方（**c**）

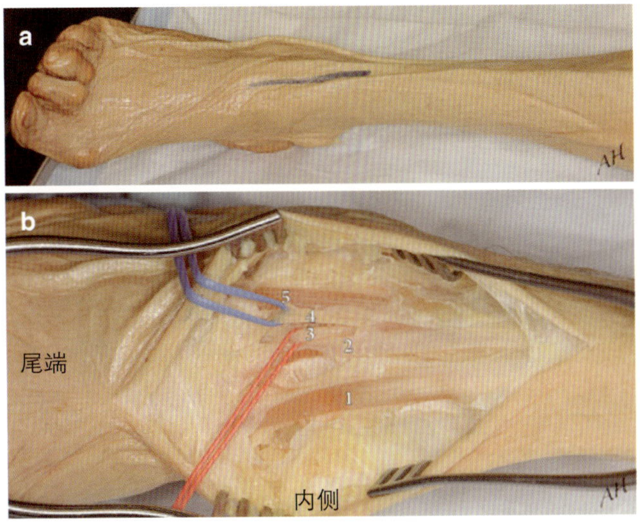

图 20.4 （**a**）前跗管松解的手术切口。（**b**）打开伸肌支持带后，可见以下结构，从内侧到外侧，分别是：1 胫前肌，2 踇长伸肌，3 胫前动脉，4 腓深神经，5 趾长伸肌

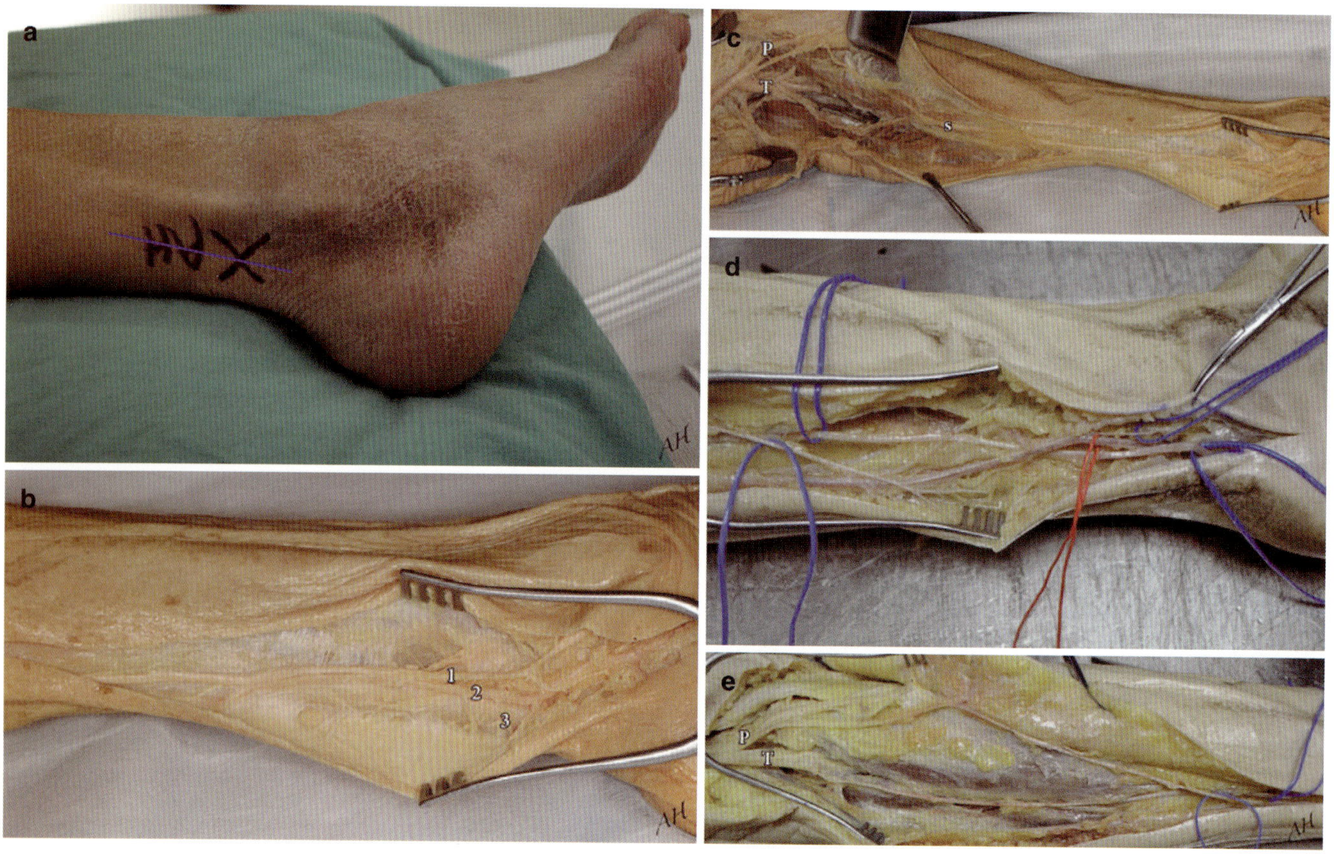

图 20.5　腓肠神经显露。（**a**）侧卧位，跟腱前方，小腿外侧切口。（**b**）切开皮肤，在脂肪内可见腓肠神经（1），与小隐静脉（2）伴行，位于跟腱（3）的前方。（**c**）需要时，可向近端显露至腓肠神经（s）从胫神经（T）和腓总神经（P）起源的部位。（**d，e**）个别情况下（不同标本），腓肠神经的两个来源支并不汇合，自它们从胫神经（T）和腓总神经（P）分出来之后就保持为两条独立的神经（蓝色条带）。红色条带——小隐静脉

参考文献

1. Duscher D, Wenny R, Entenfellner J, Weninger P, Hirtler L (2014) Cutaneous innervation of the ankle: an anatomical study showing danger zones for ankle surgery. Clin Anat 27:653-658.

（林国中 译　王振宇　谢京城 审校）

闭孔神经 21

手术解剖

闭孔神经起源于 L2-L4 腹侧支的前股。走行于腰大肌的内侧，沿盆腔的侧壁下行，与髂内血管伴行。通过闭孔上部的闭孔管离开盆腔，然后分为前后两股。前股经过闭孔外肌上方，然后从后方的短收肌和前方的耻骨肌及长收肌之间穿过。后股从闭孔外肌穿过，然后从短收肌和大收肌之间穿过。前股支配长收肌、短收肌和股薄肌。后股支配闭孔外肌和大收肌的内收肌部分。也有关节支和皮支（支配大腿内侧面）。

临床意义

在取神经血管蒂的股薄肌做游离肌瓣时闭孔神经的股薄肌支非常重要 [1]。

闭孔神经前支切除术和收肌切开术可用于治疗内收肌痉挛，尤其脑瘫儿童的内收肌痉挛 [2]。也可采用盆腔内闭孔神经切除术。

闭孔神经也可作为股神经麻痹时神经移位术的供体神经 [3]。

显　露

盆腔内（图 21.1，参见图 15.3）

1. 开腹或腹腔镜手术。
2. 普通外科医师打开入路。
3. 可采用下腹部水平横切口。
4. 一旦进腹，可在盆腔的侧壁上确认神经。可使用电刺激来证实（EMG）。
5. 如进行神经切除术，可切除一段神经。

在大腿

1. 体位：仰卧位，髋关节外展外旋。
2. 切口：沿长收肌肌腱耻骨结节做切口（图 21.2）。
3. 打开浅筋膜和深筋膜。
4. 确认长收肌和耻骨肌。
5. 如果需行肌肉切除术，可先切除长收肌。然后可在短收肌的前方找到闭孔神经的前股。
6. 如果不需行肌肉切除术，可进入长收肌和耻骨肌之间的间隙（图 21.3 a），分开这两块肌肉，可在这两块肌肉的深方（图 21.3 b）、短收肌的表面找到闭孔神经的前股。

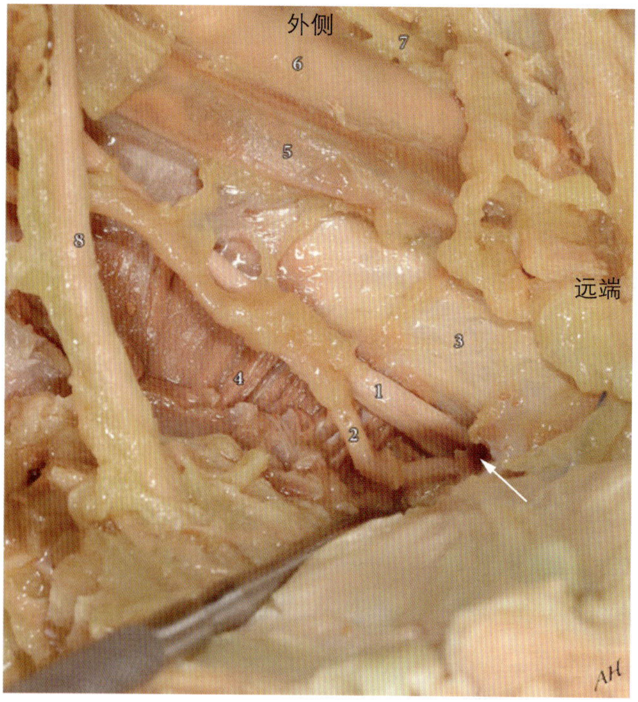

图 21.1 在盆腔内显露左侧闭孔神经。1 闭孔神经，该神经通过闭孔管（箭号）离开盆腔，然后它分为前股和后股；2 闭孔动脉；3 耻骨上支；4 闭孔内肌；5 髂外静脉；6 髂外动脉；7 生殖股神经的生殖支；8 输尿管

7. 要寻找后股，需牵开短收肌，可在短收肌和大收肌之间找到该神经（图 21.4）。
8. 可通过长收肌和股薄肌之间的平面进入以分离前股的股薄肌支及其血管蒂（图 21.5）。

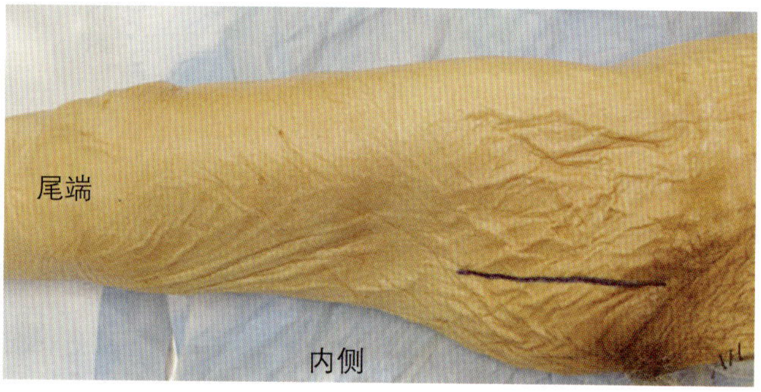

图 21.2 在右侧大腿显露闭孔神经。沿长收肌做切口

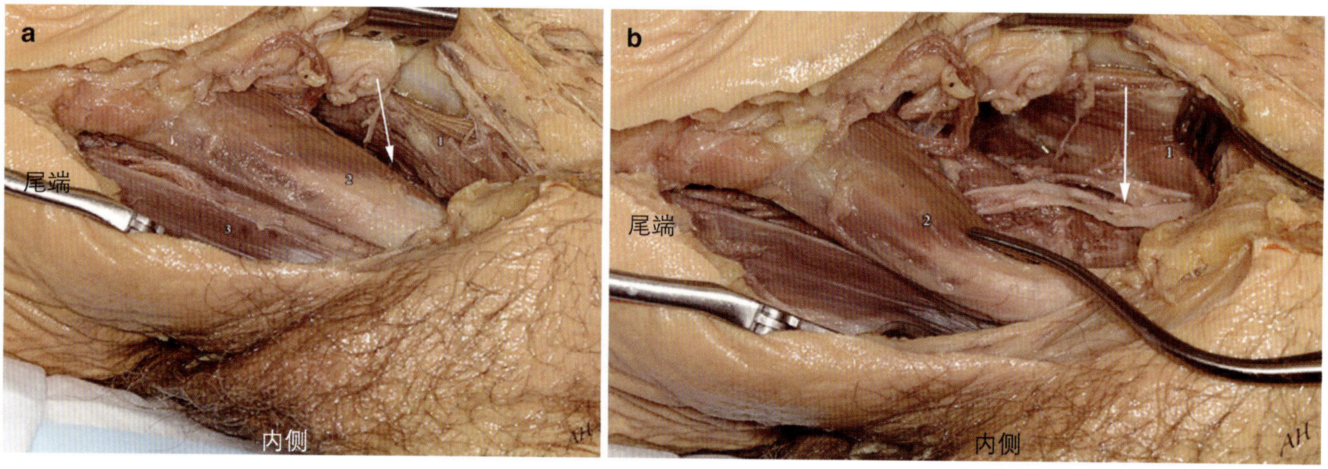

图 21.3 （**a**）通过耻骨肌（1）和长收肌（2）之间的平面（箭号）寻找闭孔神经的前股。3 股薄肌。（**b**）将耻骨肌（1）和长收肌（2）牵开后，可找到闭孔神经的前股（箭号）

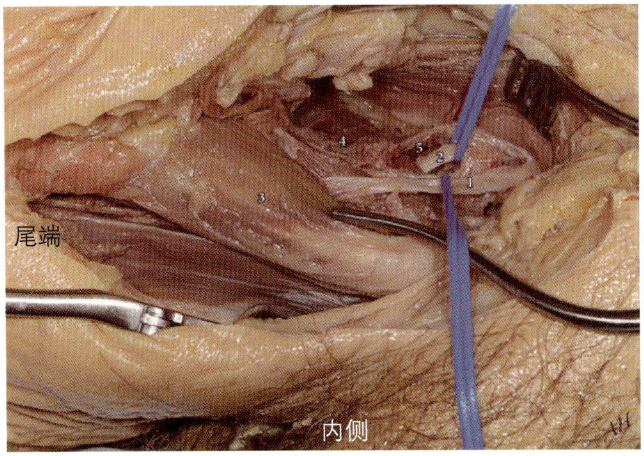

图 21.4 可观察到右侧闭孔神经的前股（1）位于长收肌（3）和短收肌（4）之间；后股（2）位于短收肌（4）和大收肌（5）之间

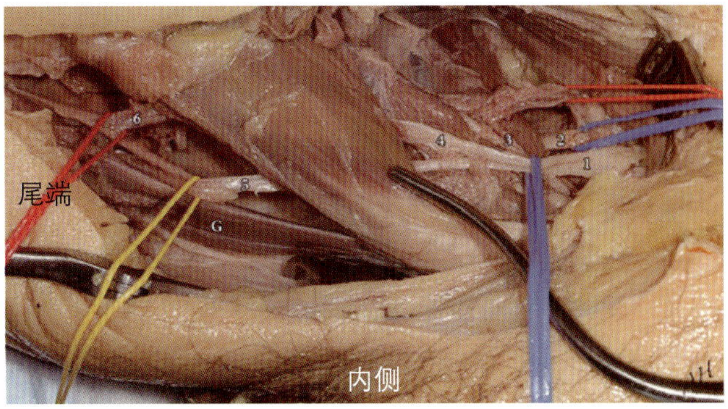

图 21.5 已分离的股薄肌（G）神经血管蒂。（1）闭孔神经前股；（2）闭孔神经后股；（3～5）前股的分支；（3）到短收肌；（4）到长收肌；（5）到股薄肌；（6）股薄肌血管蒂

参考文献

1. Doi K, Sakai K, Kuwata N, Ihara K, Kawai S (1995) Double freemuscle transfer to restore prehension following complete brachial plexus avulsion. J Hand Surg Am 20(3):408-414.
2. Snela S, Rydzak B (2002) The value of the adductor tenotomy with obturator neurectomy in the treatment of the hips at cerebral palsy children. Early clinical and radiological examination results. Orthop Traumatol Rehabil 4(1):11-14.
3. Campbell AA, Eckhauser FE, Belzberg A, Campbell JN (2010) Obturator nerve transfer as an option for femoral nerve repair: case report. Neurosurgery 66(ons2):E375.

（林国中 译　王振宇　谢京城 审校）

22 髂腹股沟神经

手术解剖

髂腹股沟神经起源于 L1 的腹侧支。它从腰大肌的外侧面，股外侧皮神经的头侧出现。它在腹膜后腔走行，然后在髂嵴的外侧部分穿过腹横肌，在腹横肌和腹内斜肌之间走行。再向前，在精索下方（或绕过子宫韧带），它穿过腹内斜肌，进入腹内斜肌和腹外斜肌之间。它支配腹股沟内侧、大腿上部内侧、阴囊上部和阴茎根部（女性的阴阜和大阴唇）的皮肤以及腹壁的肌肉。

临床意义

在疝气修补术中（无论是开放手术还是腹腔镜手术）可能损伤髂腹股沟神经，尤其是需放置补片时。由于其他原因做下腹部切口时也可能损伤此神经，比如剖宫产或女性盆腔疾病时[1]。该神经损伤后，可能导致严重的疼痛。如果对治疗的依从性不好，近端的神经切除术是一个很好的手术选择[2]。

显　露

1. 体位：仰卧位，髋部可垫或不垫小枕。
2. 可使用超声辅助定位神经。
3. 切口：紧贴髂嵴前部上方并与之平行，向前延伸至腹股沟韧带的上方（图 22.1）。
4. 打开浅部的脂肪层（Camper 筋膜）和深部的纤维层（Scarpa 筋膜）。
5. 沿其肌纤维方向分开腹外斜肌，在内侧，可在腹外斜肌和腹内斜肌之间找到该神经（图 22.2）。
6. 沿其肌纤维方向打开腹内斜肌，并放置自固定牵开器。
7. 向外侧，可在腹内斜肌和腹横肌之间找到该神经（图 22.3），其走行与髂嵴平行，常常与旋髂深血管伴行。
8. 可松解瘢痕组织，或在有指征时，横断一段神经。
9. 值得注意的是，髂腹下神经可能紧挨着髂腹股沟神经，如果要做横断，需将两者均横断。

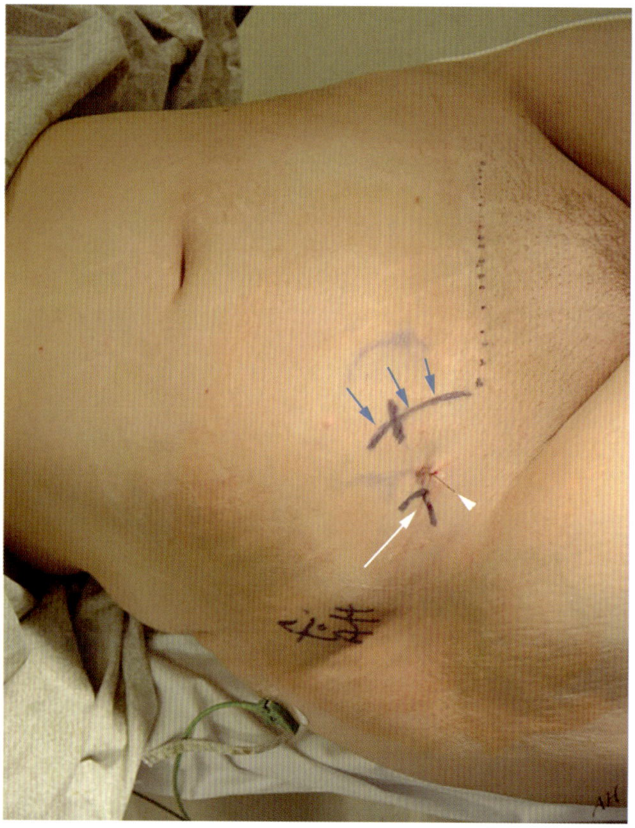

图 22.1 该患者曾行剖宫产手术（虚线），遗留疼痛性瘢痕。选择仰卧位，以显露和横断右侧髂腹股沟神经。切口（蓝色箭号）在腹股沟韧带上方并与之平行。白色箭号：髂前上棘。白色箭头：术前超声放置的用于定位的导丝

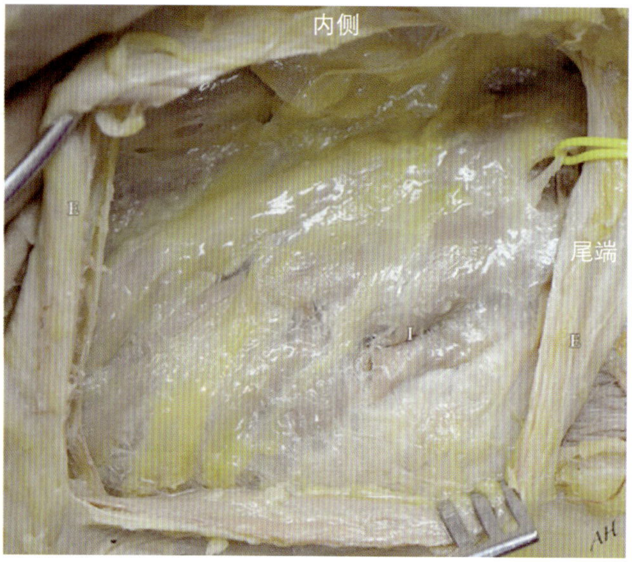

图 22.2 在尸体解剖上，腹外斜肌腱膜（E）已经打开，展示髂腹股沟神经（黄色条带）位于腹外斜肌和腹内斜肌（I）之间，走向术野的内侧

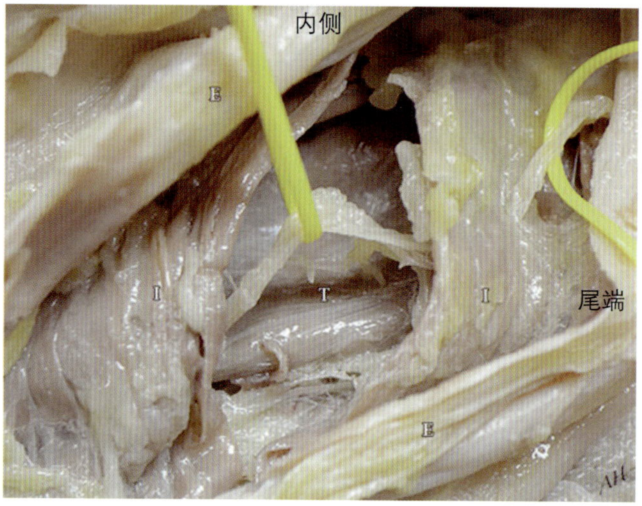

图 22.3 再向外侧，髂腹股沟神经（黄色条带）可在腹内斜肌（I）和腹横肌（T）之间找到。E 腹外斜肌

参考文献

1. Stulz P, Pfeiffer KM (1982) Peripheral nerve injuries resulting from common surgical procedures in the lower portion of the abdomen. Arch Surg 117(3):324-327.
2. Kim DH, Murovic JA, Tiel RL, Kline DG (2005) Surgical management of 33 ilioinguinal and iliohypogastric neuralgias at Louisiana State University Health Sciences Center. Neurosurgery 56(5):1013-1020.

（林国中 译　王振宇　谢京城 审校）

第四部分
手术技术要点

外　伤 23

神经损伤分级

Seddon 分级(1941年)(Henry Cohen 索引)[1]

- 神经失用：传导受阻合并轻微解剖结构损伤
- 轴突断裂：轴突结构损伤
- 神经断裂：神经完全断裂

Sunderland 分级(1951年)[2]

- Ⅰ级：神经失用
- Ⅱ级：轴突断裂，各层神经鞘膜完整
- Ⅲ级：轴突断裂，神经内膜损伤
- Ⅳ级：轴突断裂，神经束膜损伤
- Ⅴ级：神经断裂

神经修复时限

1. 锐性伤常导致神经断裂，需要立即修复。
2. 钝性伤，例如牵拉、挤压伤或者枪击伤，常导致不完全性神经损伤。损伤程度一般为神经失用或轴突断裂。应保守治疗，观察神经自发修复的效果。如果 3～6 个月后神经仍无恢复，可手术干预。撕脱伤在过去常保守治疗 3～6 个月，但现在有早期手术干预的趋势，因为撕脱伤常为神经断裂伤。
3. 开放性挤压伤需要先标记损伤神经的断端，而修复要在 3 周以后。我们常用彩色不可吸收缝线（比如聚丙烯线或尼龙线）和血管夹标记，并保持一定的张力，防止神经断端回缩。此类型损伤少见。

缝合技术

1. 需要在显微镜及放大镜下操作。
2. 使用不可吸收缝线：聚丙烯（Prolene）或者尼龙线。根据神经的大小使用 5/0 至 9/0 号缝线。
3. 避免张力。为获得足够的长度，术者需要向神经的近端和远端分离，使神经充分游离。
4. 尽量减少对神经束的干扰，尽可能夹持住神经鞘膜进行操作。
5. 修剪神经断端，直至看到神经束芽。应用冰冻切片技术确保缝合断端有生命力。
6. 用尽量少的缝线间断缝合神经断端。一般用 2 针，互相间隔 180°。线结尽量平坦，通常 3～4 个线结。线结需要够结实，以使断端贴合，但又要避免过紧，以免神经断端挤压皱缩。不需要水密缝合。
7. 可以使用导管包裹在神经外周，导管表面及和神经的交界面使用生物胶。

直接修复

1. 如果缝合神经无张力，尽量尝试直接修复神经。
2. 尽量根据神经束的尺寸和（或）神经鞘内的伴行血管匹配神经束。
3. 使用上述缝合技术。

神经移植（图 23.1 和图 23.2）

1. 如果直接修复不可行，需要使用神经移植来弥补缺损部分。

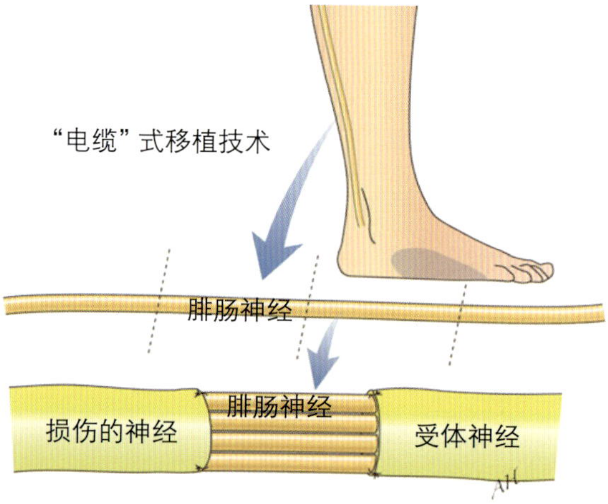

图 23.1 "电缆"式移植技术。从跟腱的前外侧获取到神经移植的供体——腓肠神经。根据损伤神经的缺损长度和直径，把腓肠神经切为几段，缝合连接损伤神经的两个断端。而腓肠神经的损伤会导致足背外侧面的部分感觉丧失（阴影区域）

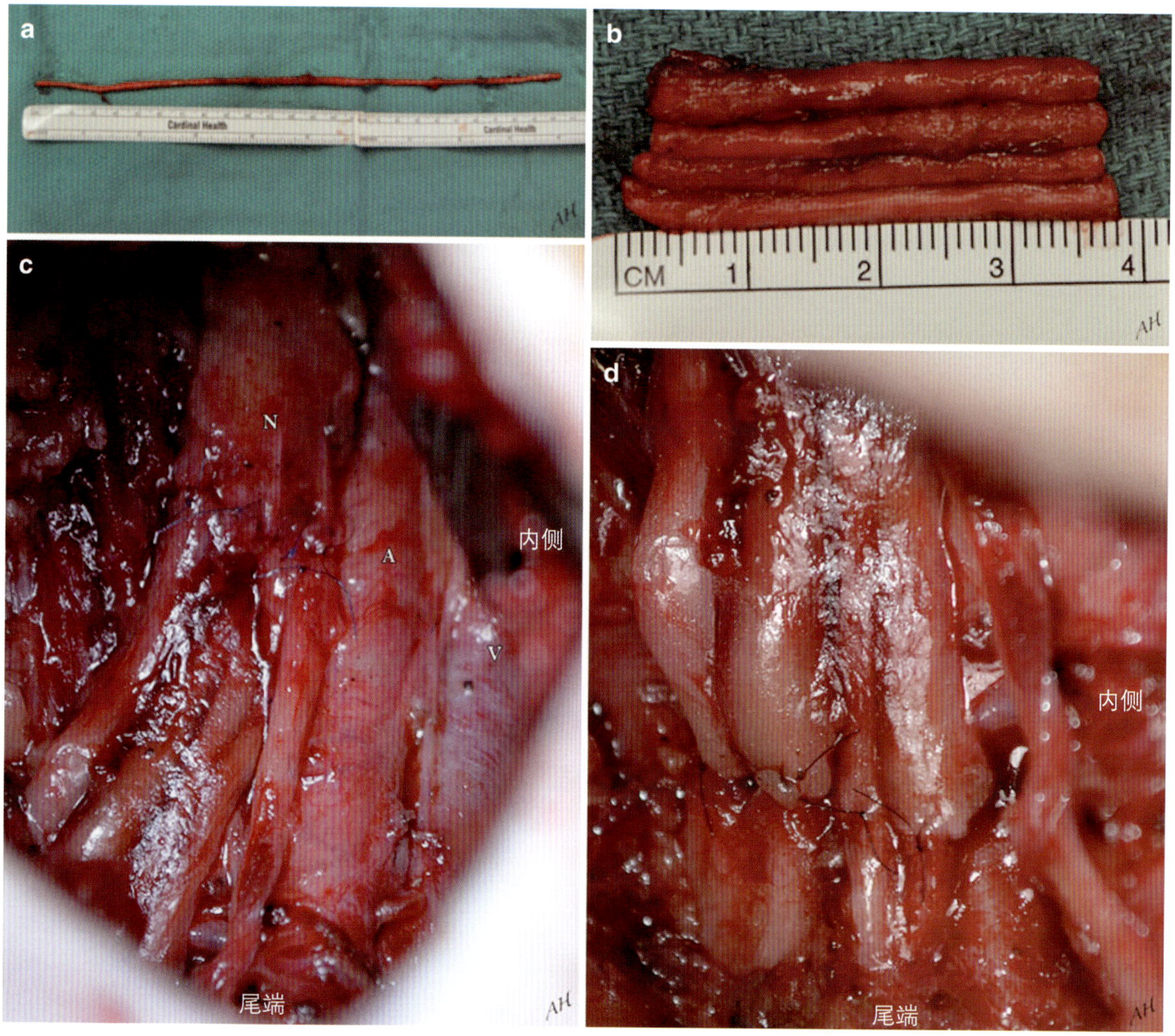

图 23.2 医源性股神经损伤即刻修复一例。（**a**）获取腓肠神经，（**b**）获取的腓肠神经被切为 4 段来修复股神经，（**c**）近端使用 5-0 聚丙烯线。V 股静脉，A 股动脉，N 股神经近端，（**d**）远端缝合线

2. 神经供体：自体移植：腓肠神经（见第 20 章）、桡神经浅支或隐神经。同种异体移植也是可行的。
3. 确保神经近断端是有活力的和有功能的。可以通过直视检查以及必要的修剪确保断端的活力。可以通过体感诱发电位和（或）运动诱发电位等神经监测确保近端神经的功能，尤其是在处理锁骨上臂丛神经损伤的病例时。
4. 使用上述缝合技术
5. 可以在术中使用神经动作电位（nerve action potentials，NAPs）测试存在创伤性神经瘤的神经，以判断轴索是否有功能（图 23.3）[3]。神经干动作电位消失是进行神经移植修复的指征。

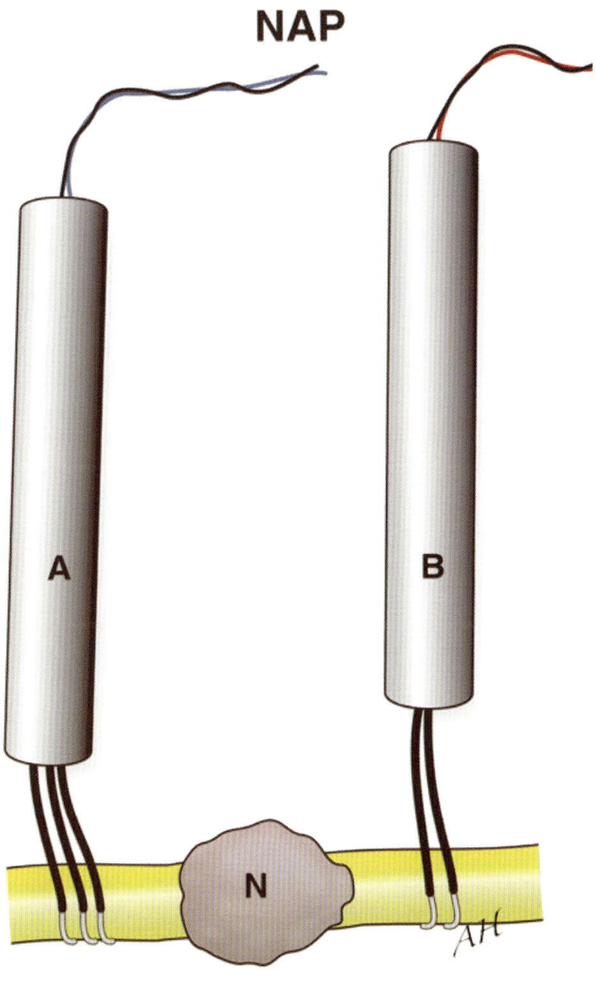

图 23.3 图示为沿一受损伤神经走行生长、连接神经上下部分的神经瘤，可以用神经动作电位测试该神经。刺激电极和接收电极可以分别放置在神经瘤的任意两侧。如果动作电位存在，则表明穿行神经瘤的轴索尚有功能

神经转接（图 23.4）

1. 神经转接是把一正常神经的分支或者神经束转接到另一受损神经上，以使受损神经支配肌肉重获神经支配。
2. 优势：距离目标组织近，并且只需要端端缝合一次。
3. 例如：尺神经束转接到肌皮神经（肱二头肌，Oberlin 转接）[4]，正中神经束转接到肌皮神经（肱肌）（图 23.5 和图 23.6），桡神经分支转接到臂丛神经（前支）（图 23.7），脊附属神经转接到肩胛上神经，肋间神经转接到肌皮神经。
4. 需要使用显微夹持器、显微剪刀切开神经鞘膜，进行神经束间分离。
5. 轻柔分离单根神经束。
6. 使用神经刺激器，并观察肢体活动（或者使用针状电极肌电图观察肌肉活动），来筛选富余的、支配非关键部位肌肉的运动神经束（比如，选择支配腕关节的，而不选择支配手的）。
7. 尽可能向远端切断供体神经。
8. 尽可能向近端切断受体神经。
9. 个别情况下，如果神经受体端和供体端之间因

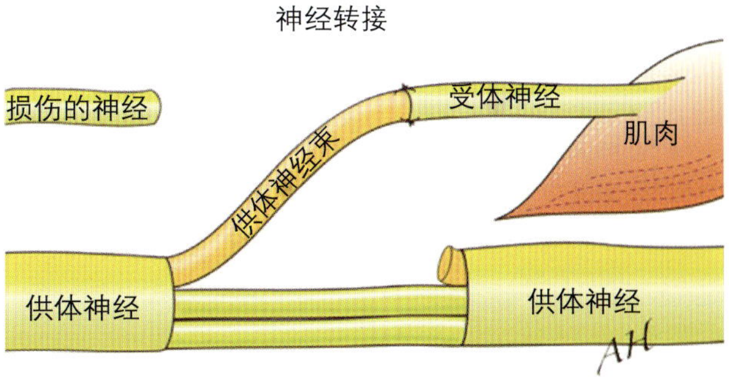

图 23.4 神经转接技术。把从供体神经中选出的神经束在远端切断，把无功能的受体神经在近端切断，进行端端缝合。该项技术的优势是距离目标肌肉组织近，并且只需要端端缝合一次，术后神经功能恢复时间短

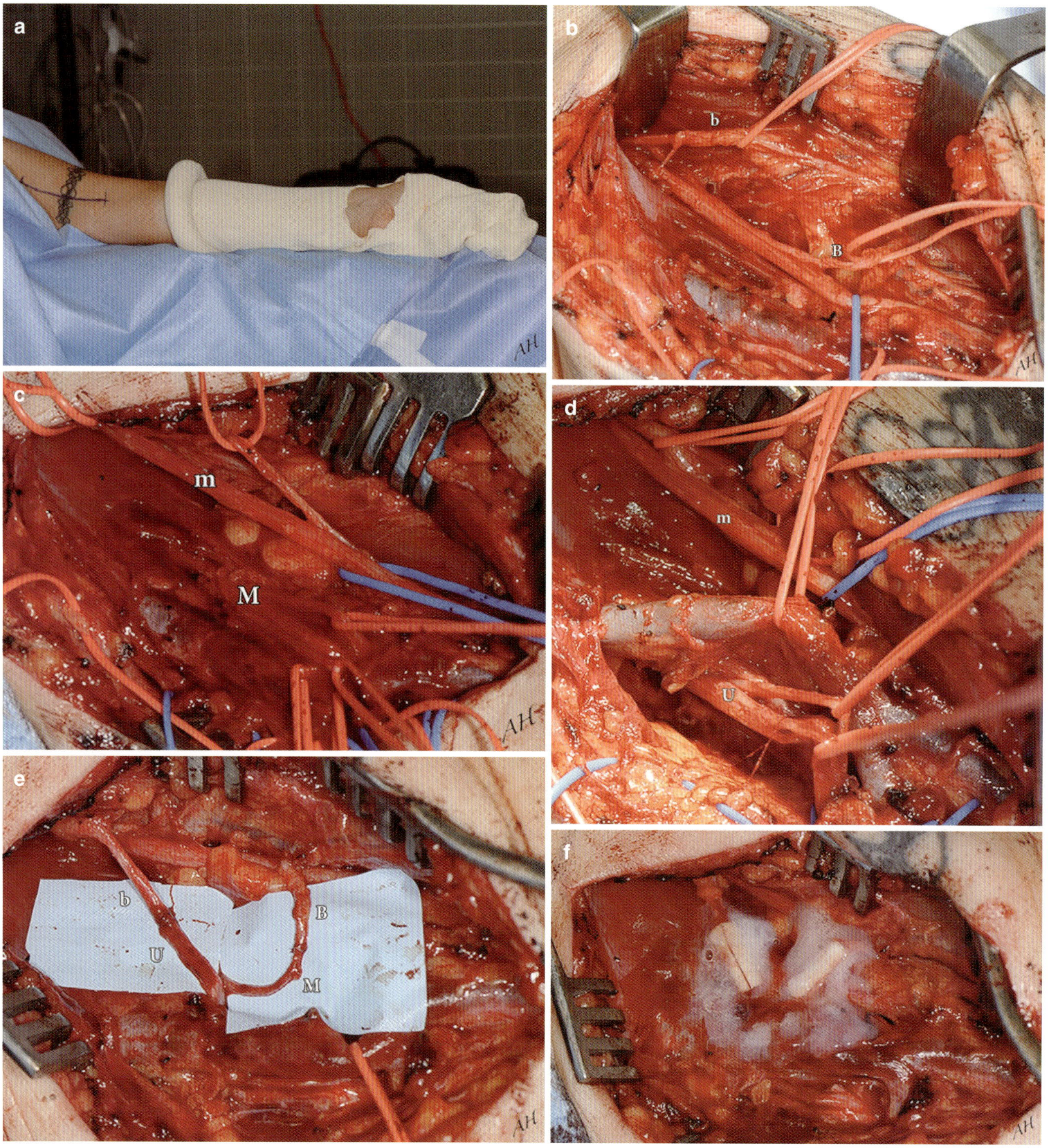

图 23.5　两支神经束转接治疗肘关节屈曲不能。（**a**）患者仰卧位，手掌朝上；（**b**）游离肌皮神经（m），暴露其支配肱二头肌（b）及肱肌（B）的分支。这两分支是目标神经。（**c**）对正中神经（M）进行神经束间分离，挑选出供体神经。肌电图检测可以辨认出支配腕关节而非手部运动的神经。（**d**）在尺神经（U）上进行相同操作。（**e**）在近端切断受体神经，在远端切断供体神经。尺神经束（U）转接至肌皮神经的肱二头肌分支（b），正中神经束（M）转接至肌皮神经的肱肌支（B）。（**f**）缝合部位可以使用包裹导管和生物胶进行加固

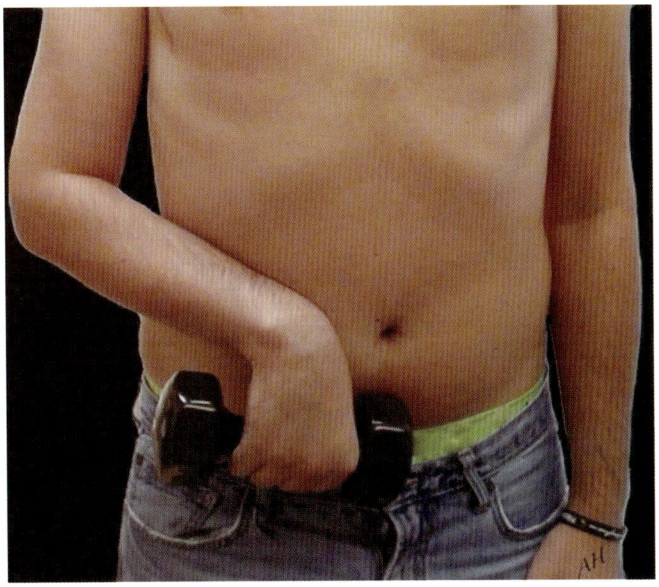

图 23.6 另一患者，两支神经束转接治疗肘关节屈曲不能术后一年，肘关节可以拎起 8 磅重的物体

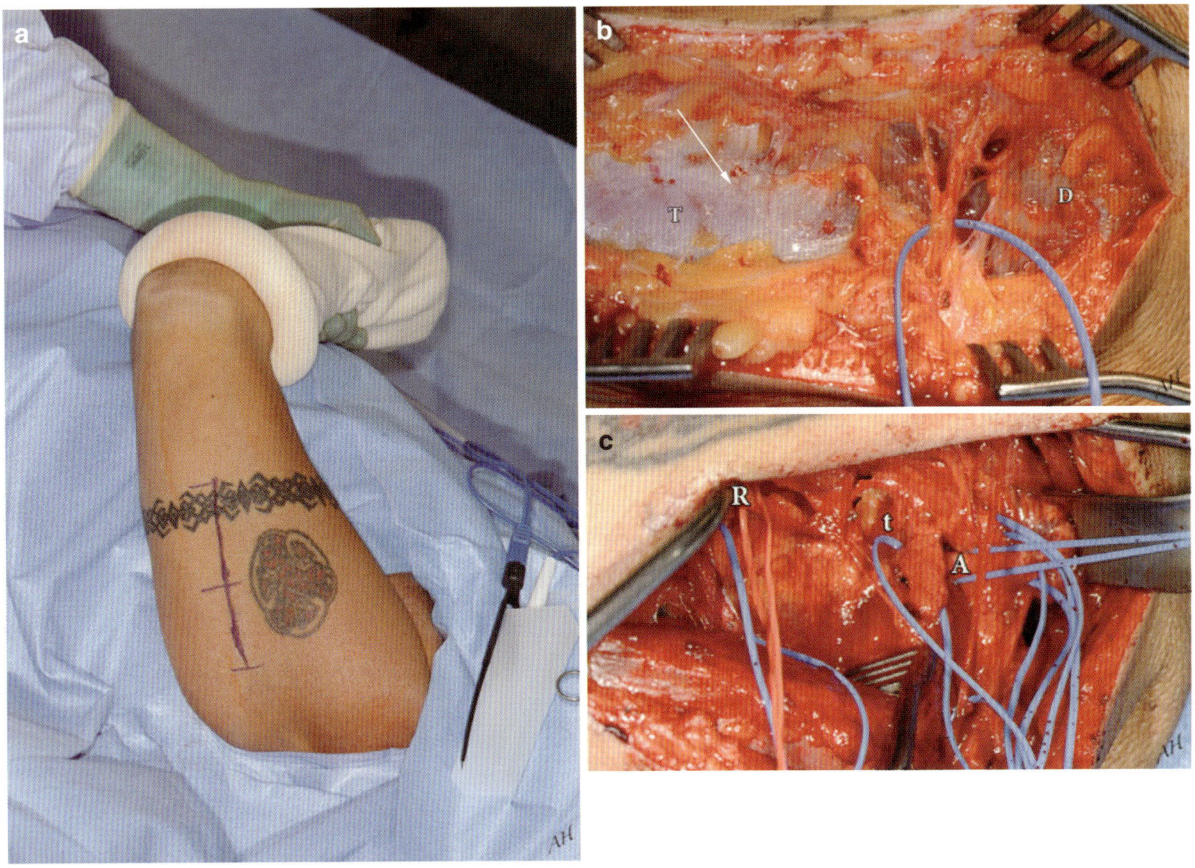

图 23.7 桡神经转接至腋神经。(**a**) 患者仰卧位，患侧肩部垫高或者侧卧位。(**b**) 在三角肌后缘 (D) 暴露腋神经的皮支 (蓝色条带)，然后向近端暴露腋神经。注意肱三头肌 (T) 长头和外侧头之间的白色区域 (箭号所指)，该区域有桡神经走行。(**c**) 向前牵开三角肌，暴露四边形区域，腋神经 (A) 即在该区域。桡神经 (R) 在更远端的三边形区域。大圆肌肌腱 (t) 隔离了上述桡神经和腋神经。(**d**) 桡神经在肱三头肌的外侧头 (L) 和长头 (l) 之间。选择桡神经的肱三头肌支 (红色条带) 作为供体神经，在远端切断待用。(**e**) 在近端切断作为受体神经的腋神经前支 (a)，然后和桡神经肱三头肌支缝合 (r)

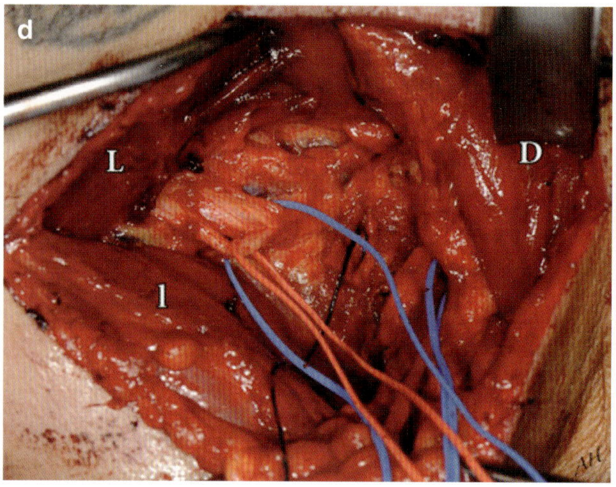

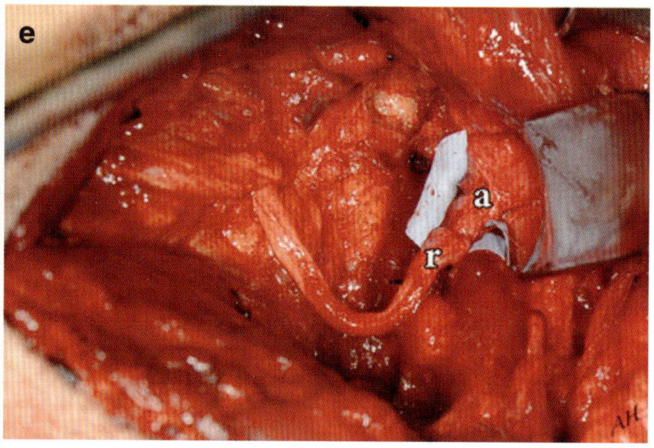

图 23.7 （续）

为距离不能直接吻合，可以使用神经移植，但这会降低神经再生的概率。

10. 端端缝合技术如上所述。
11. 如果受体神经尚残留部分功能，不采用切断受体神经端端吻合方式，建议使用端侧吻合。在受体神经外膜上切开一个裂缝，把供体神经断端吻合到受体神经干上。

导管修复

偶尔受损神经（特别是指神经）断端之间的间隙较短，可以使用导管进行修复。神经断端和管道末端吻合。

参考文献

1. Seddon HJ (1942) A classification of nerve injuries. Br Med J 4260:237-239.
2. Sunderland S (1951) A classification of peripheral nerve injuries producing loss of function. Brain 74:491-516.
3. Robert EG, Happel LT, Kline DG (2009) Intraoperative nerve action potential recordings: technical considerations, problems, and pitfalls. Neurosurgery 65(4 Suppl):A97-A104.
4. Oberlin C, Beal D, Leechavengvongs S, Salon A, Dauge MC, Sarcy JJ (1994) Nerve transfer to biceps muscle using a part of ulnar nerve for C5-C6 avulsion of the brachial plexus: Anatomical study and report of four cases. J Hand Surg 19A(2):232-237.

（司 雨 译 王振宇 陈晓东 审校）

神 经 瘤 24

手术指征

手术的主要指征是药物治疗效果不佳的痛性神经瘤。但选择手术治疗，对医生来说也是非常有挑战性的。手术主要的风险是未能改善疼痛和神经瘤复发。手术的方法多种多样，下述是一些例子。

手术技术（图 24.1）

切除、神经移植术（图 24.2）

- 当近端和远端神经都正常，仅局部存在神经瘤，且局部神经无功能时。
- 切除神经瘤，显露外观正常的近端和远端。
- 用移植神经来桥接两断端。
- 可以选择自体移植，但有供体神经形成神经瘤的风险。所以，同种异体可能会更好些。

切除、导管修复术

- 切除神经瘤后，用导管桥接断端进而修复，可以作为另一选择。
- 将两断端和导管的末端缝合。

切除、神经转接术（图 24.3）

- 无可用于神经修复的远端神经断端时。
- 切除神经瘤，至神经外观正常。
- 修复的神经断端应远离皮肤切口和邻近关节，以避免痛性神经瘤复发。
- 可将神经断端深埋入肌肉[1]，端侧吻合至另一神经[2]、骨质或血管筋膜瓣[3]。
- 为保证神经有足够长度埋入周围组织，可以采用神经移植延长神经断端，然后将移植物的末端埋入肌肉。作者的习惯是将神经断端埋入肌肉，并用生物胶固定以防移位。

切除、分散术（图 24.4）

- 该术式尤其适用于从一个大的混合神经上切除神经瘤以后，断端没有足够的长度埋入肌肉的情况。这常见于截肢术后的肢体残端。
- 首先切除神经瘤。
- 神经近端解剖分离出多个神经束。
- 移植物和每个神经束缝合。
- 移植物的远端缝合深埋到邻近肌肉的不同位置。
- 同种异体移植物是首选。

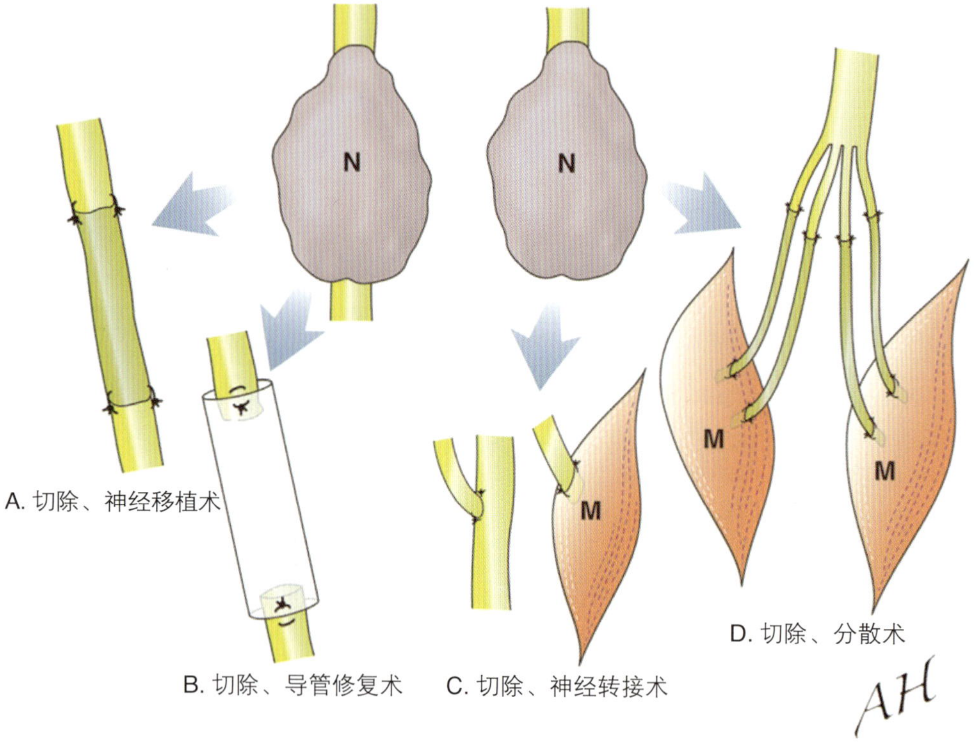

图 24.1 治疗痛性神经瘤（N）不同技术图解。如果远端神经正常可用，可以尝试使用神经移植或导管修复（方案 **A**、**B**）。如果远端神经不可用，神经断端可埋入肌肉（M）、骨、血管筋膜瓣或端侧吻合至另一神经（方案 **C**）。对于切除混合神经上的大神经瘤后断端长度不足的情况（尤其是截肢残端），可将神经解剖分离出分为几个小神经束，然后运用移植物来获得长度，并将移植物远心端埋入不同的肌肉（M）位置（方案 **D**）

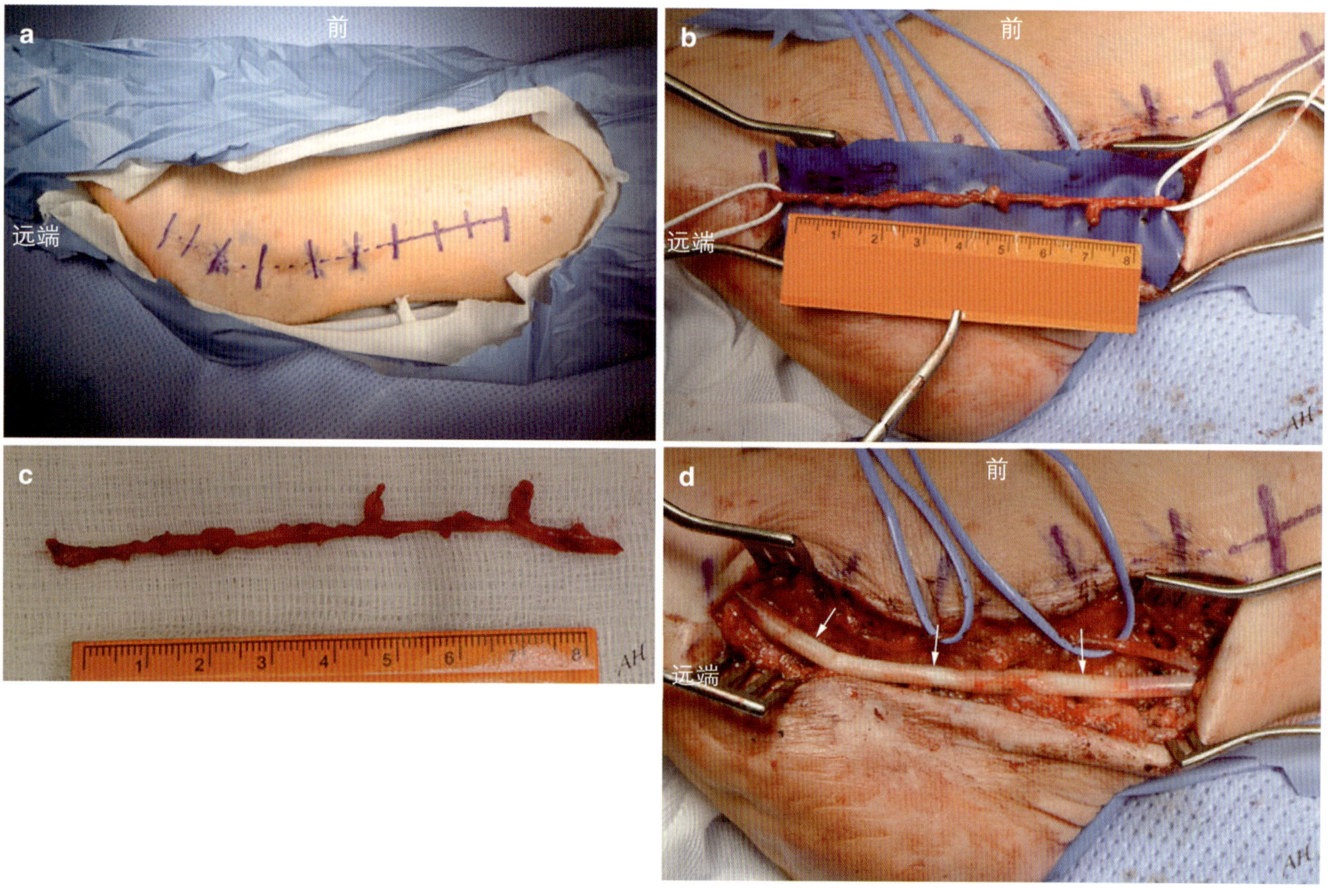

图 24.2 该患者在踝关节术后出现左腓肠神经痛，接受了损伤神经切除和神经移植修复手术。（**a**）患者侧卧位。（**b**）暴露出约 9cm 的腓肠神经，可以看到神经损伤的断端和形成的瘢痕。（**c**）首先切除损伤的神经。（**d**）将异体移植物（箭号）的两端分别缝合到损伤神经的近端和远端，用导管包裹缝合部位，然后用生物胶固定。注意蓝色条带标记的小隐静脉

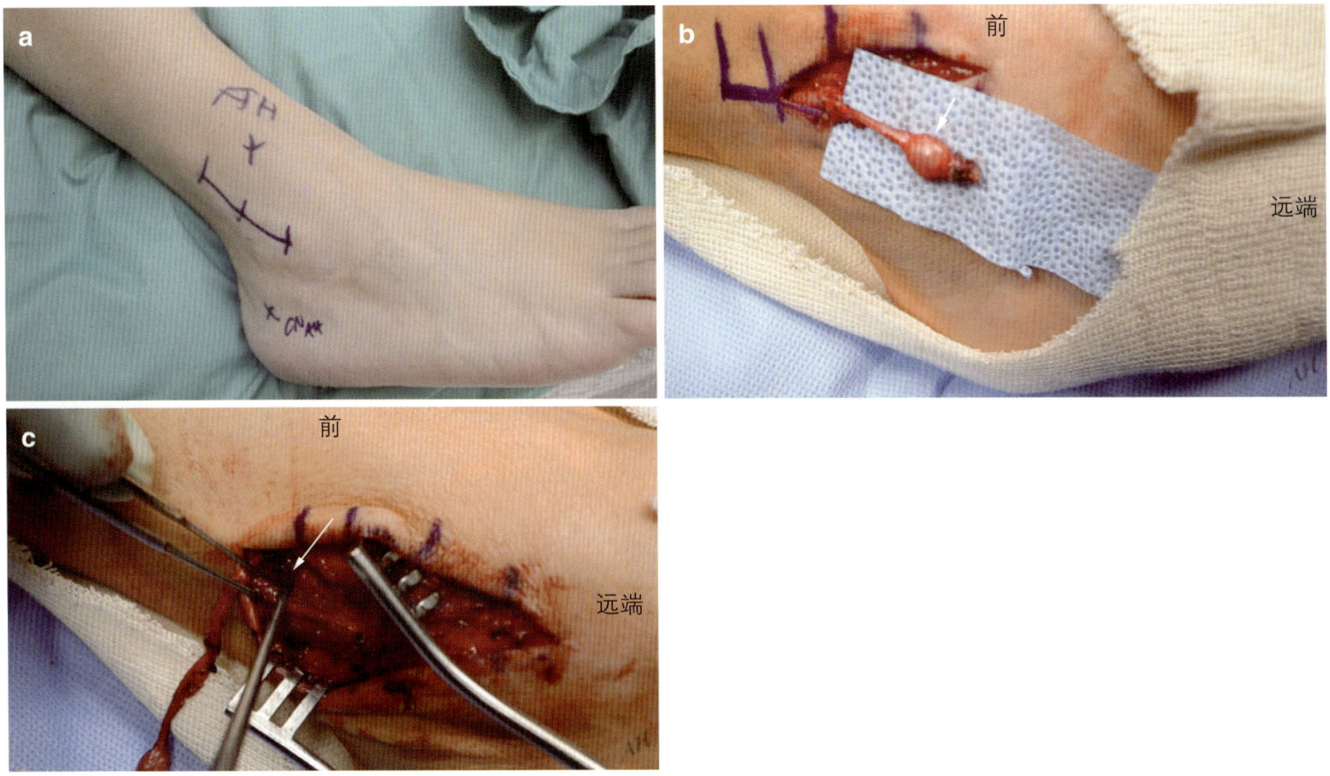

图 24.3 该患者患有沿足背中间皮神经的痛性神经瘤。(**a**) 患者取仰卧位。(**b**) 暴露神经瘤 (箭号), 但没有发现神经远端断端。(**c**) 切除神经瘤, 在附近的腓骨肌上做出一个神经埋入床, 深埋神经断端

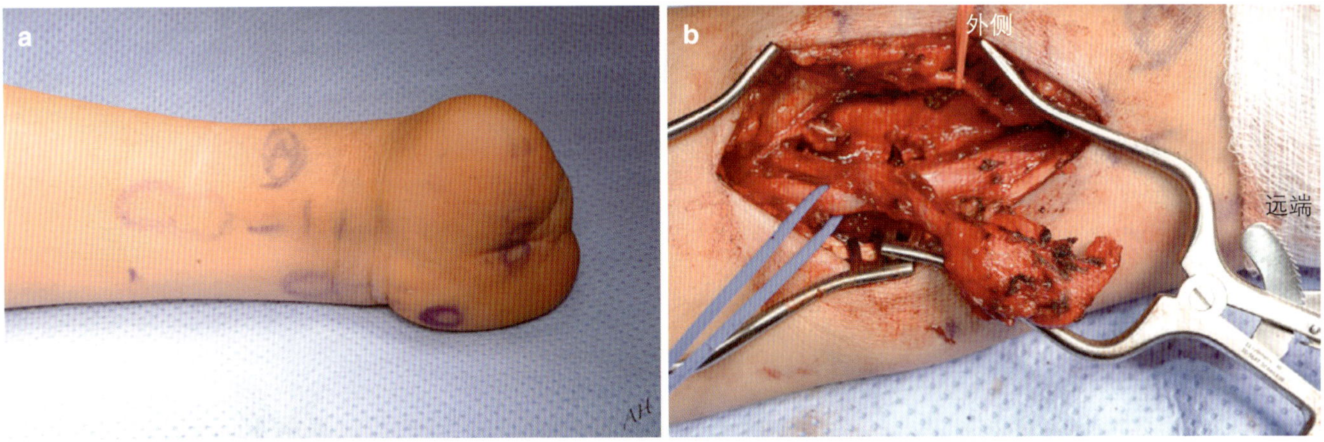

图 24.4 该患者患有严重的截肢后残肢痛。(**a**) 用超声定位神经瘤的位置。(**b**) 在骨间前神经 (AIN) 的末端发现一神经瘤。注意蓝色条带标记的正中神经和红色条带标记的桡动脉。(**c**) 切除下的神经瘤。(**d**) 损伤神经的断端被解剖分离为两束, 每束均采用了异体移植物 (箭号)。(**e**) 移植物的远端分别深埋入肌肉 (箭号)

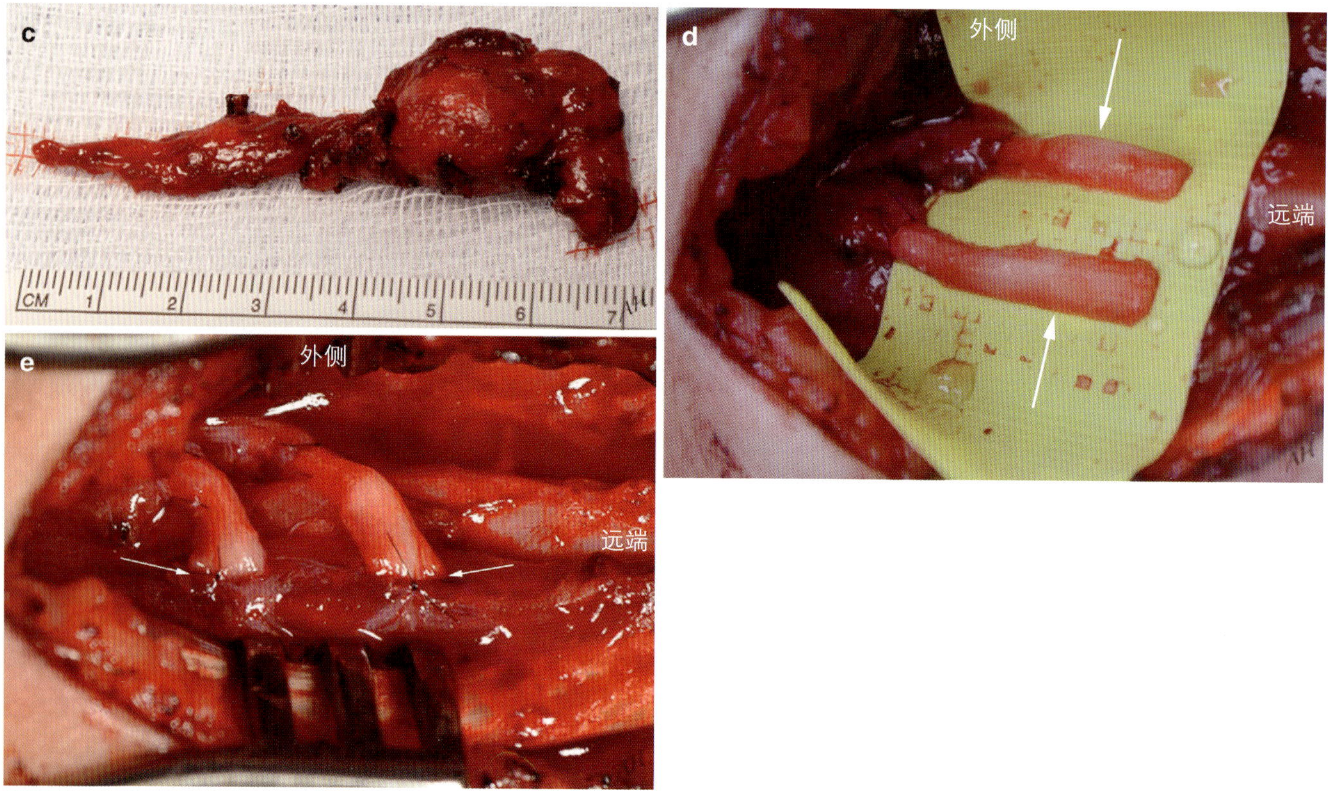

图 24.4 （续）

参考文献

1. Mackinnon SE, Dellon AL, Hudson AR, Hunter DA (1985) Alteration of neuroma formation by manipulation of its microenvironment. Plast Reconstr Surg 76:345-353.
2. Aszmann OC, Moser V, Frey M (2010) Treatment of painful neuromas via end-to-side neurorraphy. Handchir Mikrochir Plast Chir 42(4):225–232
3. Elliot D (2014) Surgical management of painful peripheral nerves. Clin Plast Surg 41:589-613.

（司　雨 译　王振宇　陈晓东 审校）

神经鞘膜瘤 25

类　型

多数神经鞘膜瘤是良性的。可以是神经鞘瘤或者神经纤维瘤。它们可以孤立发生，也可以是神经纤维瘤病（neurofibromatosis，NF）Ⅰ型（神经纤维瘤）、Ⅱ型（神经鞘瘤）或者神经鞘瘤病的一部分。恶性外周神经鞘膜瘤（malignant peripheral nerve sheath tumors，MPNST）罕见，但在神经纤维瘤病Ⅰ型，尤其是丛状神经纤维瘤中发病率则高得多。其特征为生长迅速、疼痛严重、运动障碍、磁共振信号不均匀和（或）正电子发射断层扫描（positron emission tomography，PET）检查阳性。可以采用针刺活检明确。

治疗策略

1. 良性肿瘤的手术目标为保留功能。要尽可能地保留患者的神经，仅可牺牲肿瘤起源的那根神经束（以下详述）。小的皮神经可以牺牲，尤其对于神经纤维瘤患者。
2. 对于神经纤维瘤病或神经鞘瘤病患者，仅切除有症状的、生长快速的肿瘤。
3. 椎管哑铃型肿瘤常需要同时硬膜下和硬膜外切除。脊柱的稳定性取决于切除骨质的程度及累及的脊柱节段数。
4. MPNST 患者的手术目的是维持生命。可以牺牲功能以达到切缘阴性的肿瘤全切。这需要一个集合了肿瘤外科、化疗、放疗及康复医生的团队。

切除良性神经鞘膜瘤的技术 [1]

1. 根据临床表现（图 25.1）及影像学（图 25.2）定位并暴露载瘤神经。术中超声可以帮助定位小的深部的肿瘤。单个神经的暴露在本书的第二部分和第三部分有详细讨论。
2. 一旦暴露出神经及肿瘤后（图 25.3），肿瘤表面铺上神经刺激器，以判断出无神经束的安全切开区域。

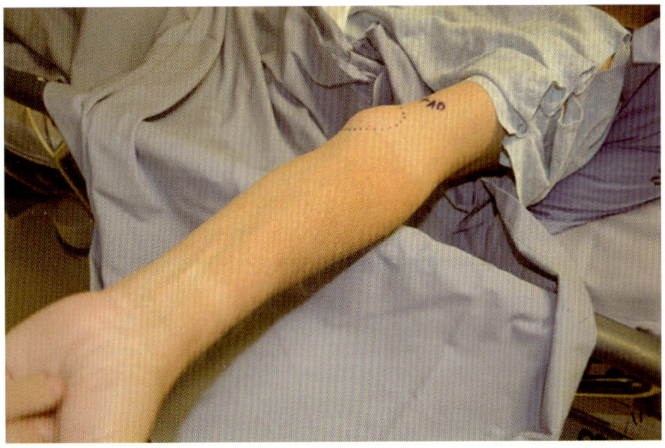

图 25.1　患者表现为左臂的一软性肿物（虚线圆圈）

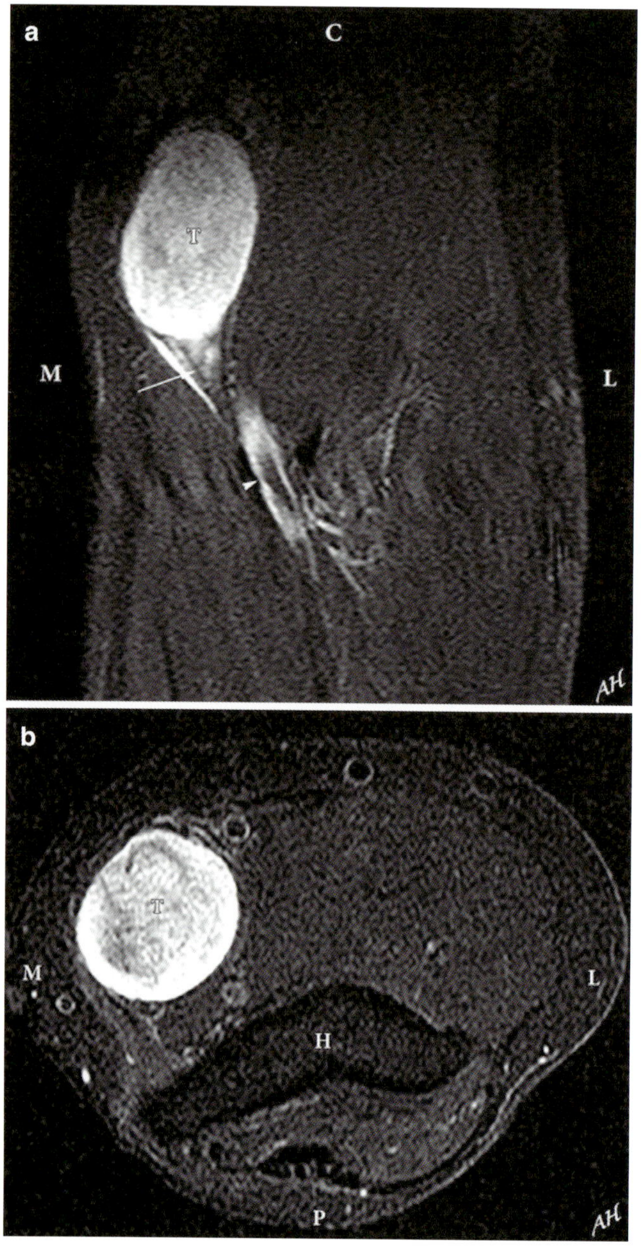

图 25.2　MR T2 加权压脂像的冠状面（**a**）及水平面（**b**）可见一沿正中神经（箭号）生长的肿瘤（T）。注意肱血管（箭头）。M 内侧，L 外侧，C 头端，P 后侧，H 肱骨

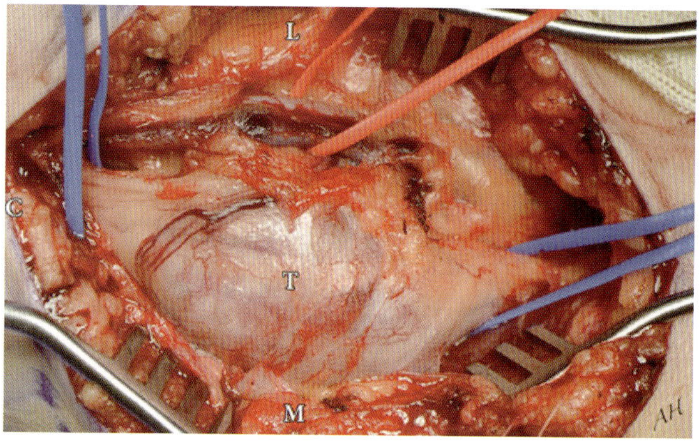

图 25.3　术中见肿瘤（T）生长在正中神经（蓝色条带）内。肱血管用红色条带标出。M 内侧，L 外侧，C 头端。应用神经刺激器，探测出肿瘤表面的安全切开区域

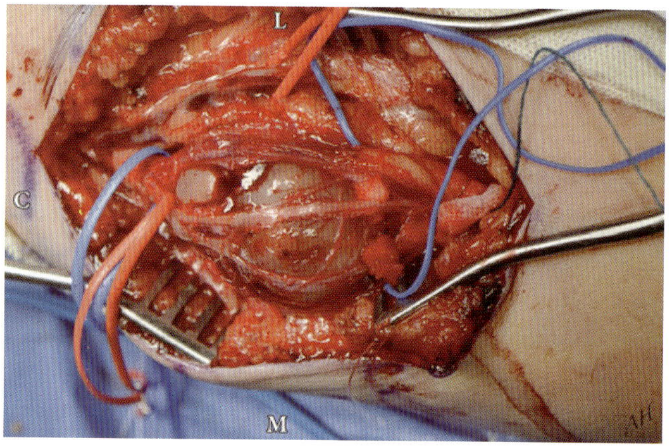

图 25.4　沿肿瘤包膜周围分离肿瘤可以保留所有功能正常的神经束。M 内侧，L 外侧，C 头端

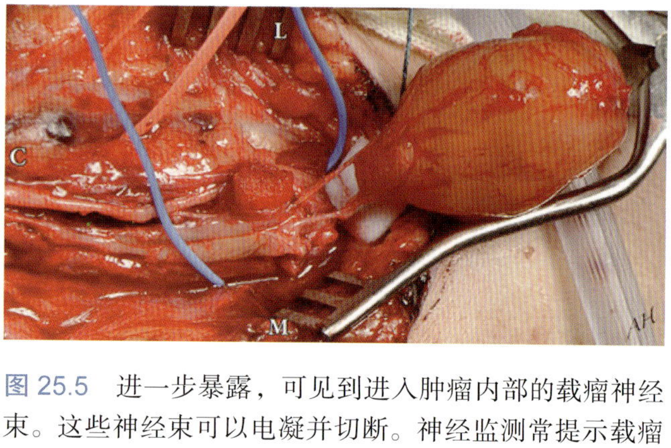

图 25.5　进一步暴露，可见到进入肿瘤内部的载瘤神经束。这些神经束可以电凝并切断。神经监测常提示载瘤神经为非运动神经束。M 内侧，L 外侧，C 头端

3. 沿神经走行纵向用纤维剪刀切开表面。
4. 辨认出肿瘤包膜和假包膜之间的分界面。这是一个分离肿瘤的安全界面，可以保留大部分附近的假包膜内外的神经束（图 25.4）。使用特殊的剥离器械分离肿瘤。
5. 在肿瘤的两极，可见一根或者多根神经束进出肿瘤（图 25.5）。使用刺激器确定这些神经为无功能神经。用双极电凝烧灼并切断上述神经，然后即可游离出肿瘤（图 25.6、图 25.7）。

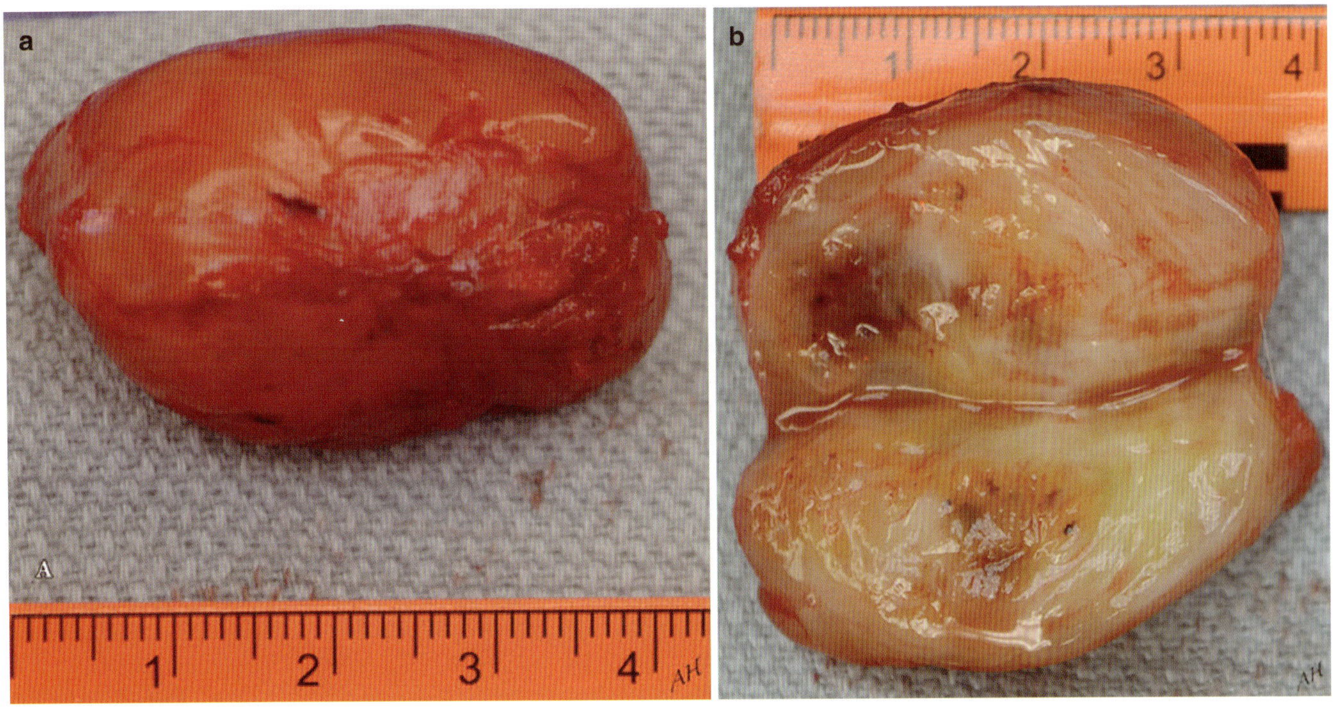

图 25.6 肿瘤的肉眼观（**a**）及切开面（**b**）

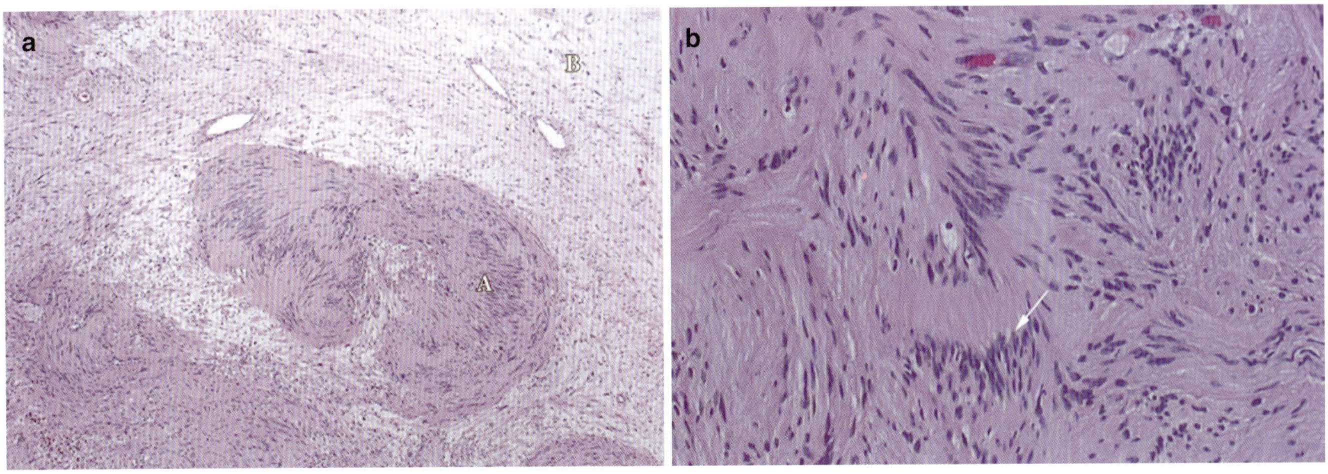

图 25.7 神经鞘瘤典型的镜下形态（**a**）4 倍放大，A：束状型 (Antoni A 型)；B：网状型 (Antoni B 型)。（**b**）20 倍放大 Antoni A 型，可见 Verocay 小体（箭号）

参考文献

1. Kim DH, Murovic JA, Tiel RL, Moes G, Kline DG (2005) A series of 397 peripheral nerve sheath tumors: 30-year experience at Louisiana State University Health Sciences Center. J Neurosurg 102:246-255.

（司　雨 译　王振宇　陈晓东 审校）

神经内囊肿 26

形成机制

近些年我们对神经内囊肿的认识深入了很多。该病常起源于退行性的关节。滑液在压力下逐步通过神经的关节支从关节向外溢出。溢出的滑液可以通过神经的分支逆行性地累及主干。典型的例子是位于胫腓骨上关节的腓总神经内囊肿（图 26.1）。

治疗策略

为了防止复发，应遵守以下几点：

1. 减压神经内囊肿。
2. 切除或者融合责任关节。
3. 切除相关的神经关节支。

腓总神经内囊肿处理技术 [1]

1. 患者仰卧位，患侧臀部垫物，暴露膝关节的前外侧部分（图 26.2）。
2. 暴露腓总神经及其分支（参见第 20 章）（图 26.3）。切口尽量向前外侧延伸，以充分暴露胫腓骨上关节（superior tibiofibular joint，STFJ）。应用手术刀或者电刀时应小心，因为病变神经

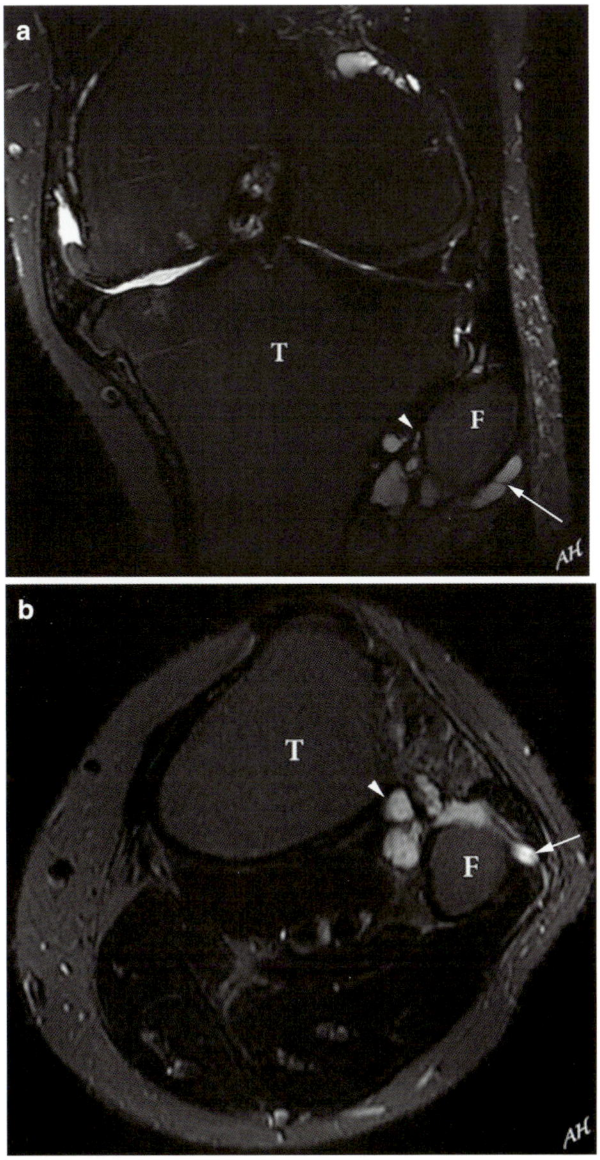

图 26.1　左膝 MRI 冠状面（**a**）及轴状面（**b**）T2 抑脂序列：沿左腓神经（箭号）及胫腓上关节（箭头）生长的囊肿。T 胫骨，F 腓骨

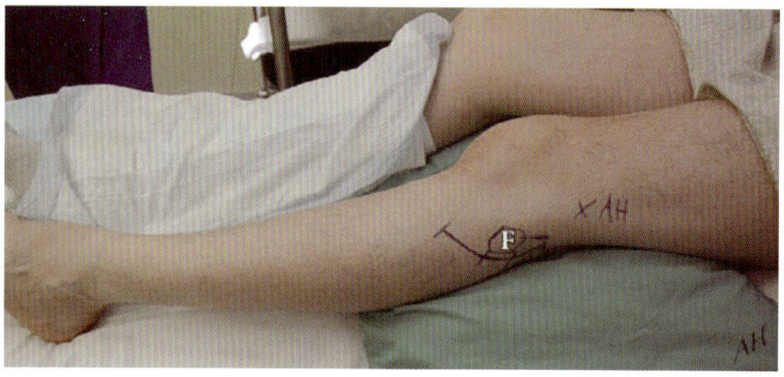

图 26.2 患者仰卧位，患侧臀部垫物。F 为腓骨小头的体表定位位置，头端为止于腓骨小头的股二头肌肌腱

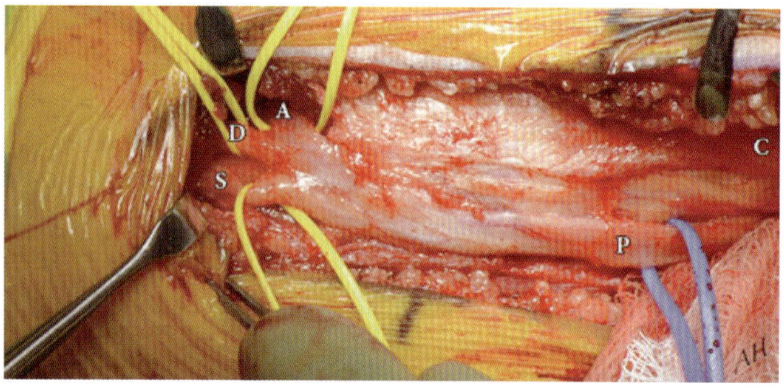

图 26.3 暴露腓总神经（P）的 3 个分支：腓浅神经（S）、腓深神经（D）、关节支（A）。注意关节支及邻近的腓总神经有扩张增粗。C 头端。需要切开神经引流囊液

可能被囊肿膨起，并且很表浅。

3. 一旦神经鞘膜被打开，病变就很容易被发现了。由于囊肿的膨胀压迫，病变神经多比平时正常神经粗，但神经鞘膜壁可非常薄。
4. 可采用 11 号刀片，沿神经长轴纵行切开减压囊肿，释放滑液。减压可以避免进一步分离时损伤神经。
5. 向远端分离神经，直至完全暴露出其三个分支（腓浅神经、腓深神经和关节支）。继续分离暴露关节支，直至胫腓关节。要注意关节支同时也支配一些骨间隔肌，不可整体切除。
6. 接下来，矫形外科或者骨科医生帮助切除或者融合胫腓关节。切除腓骨头的关节面即可达到切除胫腓关节的目的（图 26.4）。
7. 切除关节支进入关节的具体分支（图 26.5）。

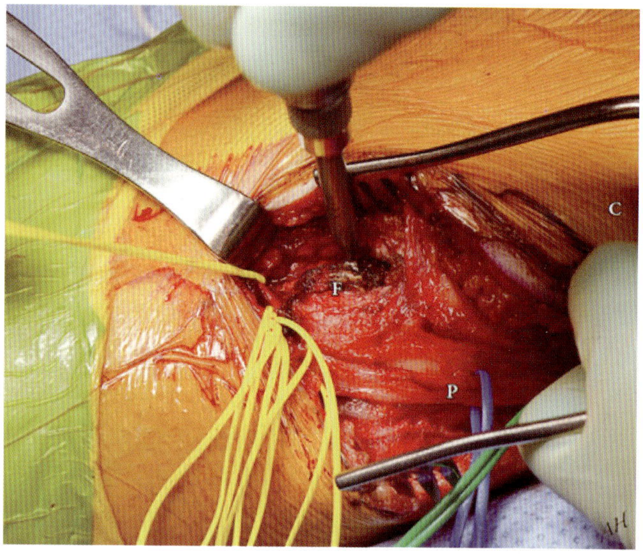

图 26.4 应用磨钻切除胫腓关节。F 腓骨头，P 腓总神经，C 头端

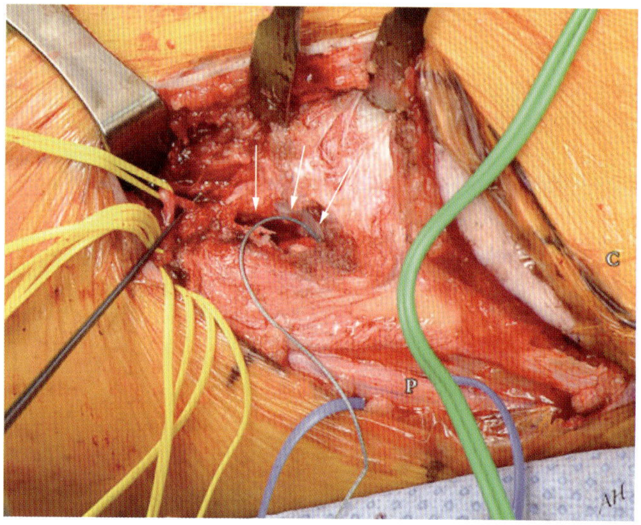

图 26.5 辨认出关节支进入胫腓关节的分支（神经拉钩）并切除。注意胫腓关节已经被切除（箭号）。P 腓总神经，C 头端

参考文献

1. Spinner RJ, Desy NM, Rock MG, Amrami K (2007) Peroneal intraneural ganglia. Part I. Techniques for successful diagnosis and treatment. Neurosurg Focus 22(6):E16.

（司 雨 译 王振宇 陈晓东 审校）

周围神经刺激

27

手术指征

外周神经刺激是脊髓刺激器的适应证扩大应用。它用于治疗外周神经分布区域的顽固性疼痛、药物治疗效果不佳者，尤其是存在复杂区域性疼痛综合征（complex regional pain syndrome，CRPS）的患者（图 27.1）[1,2]。

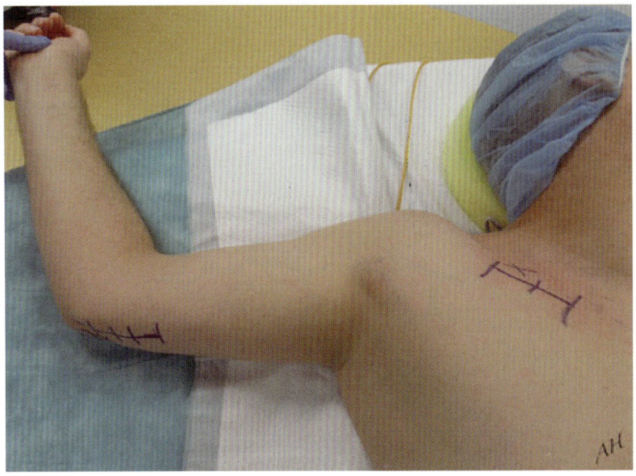

图 27.1　该患者既往神经损伤后，产生尺神经支配区域的顽固性疼痛。患者仰卧位，上肢被动体位，植入了外周神经刺激器（peripheral nerve stimulator，PNS）

手术技术

电极可以通过皮肤穿刺或者开放性手术植入。开放性手术技术描述如下。

1. 按之前章节描述方法暴露目标神经（图 27.2）。
2. 分离出一皮下间隙，用来放置可植入脉冲发生器（implantable pulse generator，IPG）。上肢手术此间隙可选择在锁骨下区域，下肢手术可选择在臀部。
3. 在脉冲器和电极两切口之间，用隧道针分离出一潜行窦道，走行电缆（图 27.3）。
4. 可以选择多种类型的电极。我们习惯使用周围有网孔材料的电极，它可以被缝合到周围组织，以防止移位。在神经下方放置电极，然后用 2-0 缝线固定电极（图 27.4）。
5. 连接电极和电缆，使用配套的螺丝刀、套筒、

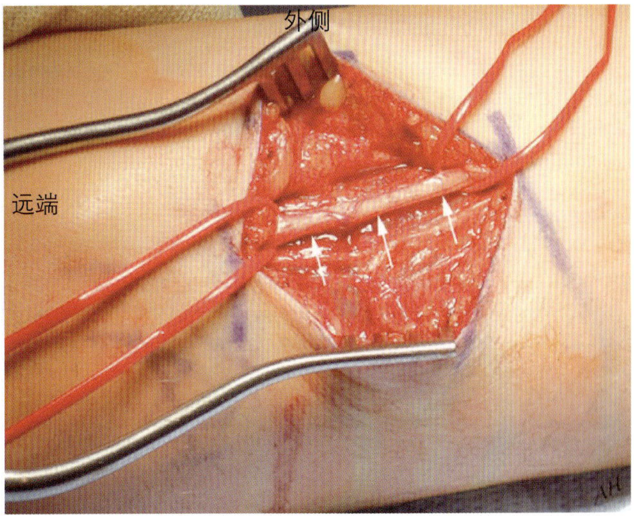

图 27.2　在前臂暴露出右侧尺神经（箭号）

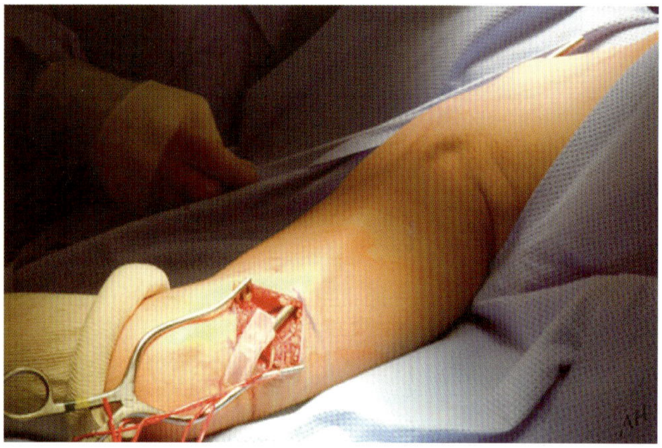

图 27.3 两切口间采用皮下隧道通过连接电缆

缝线以及生物胶固定连接处。

6. 连接电缆和 IPG，在最终放置脉冲发生器前检查电阻。
7. 把脉冲发生器置入之前分离出的皮下间隙，用线固定。我们应用 2-0 丝线固定（图 27.5）。
8. 在电缆的两端，适当留出富裕的电缆线圈，以满足肢体的活动，避免电刺激系统的失连接（图 27.6）。

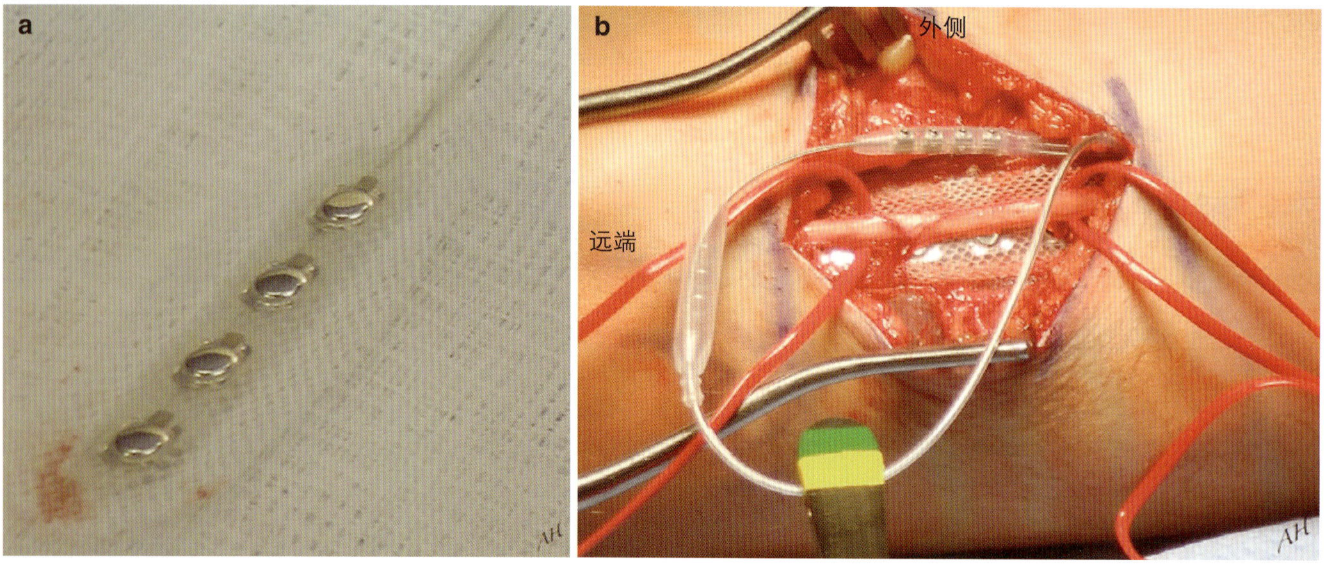

图 27.4 周围有网孔材料的电极（**a**）被植入尺神经下方，和周围组织缝合起来。（**b**）然后连接电极和电缆

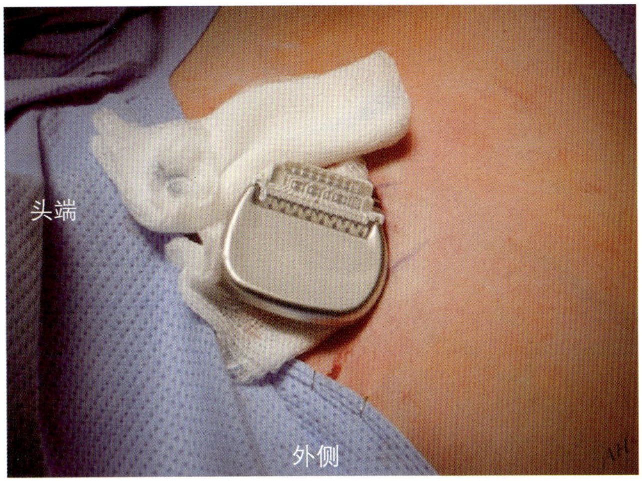

图 27.5 连接电缆的另一端连接 IPG，测试电阻在可接受范围内的话，即可把脉冲发生器植入锁骨下皮下间隙

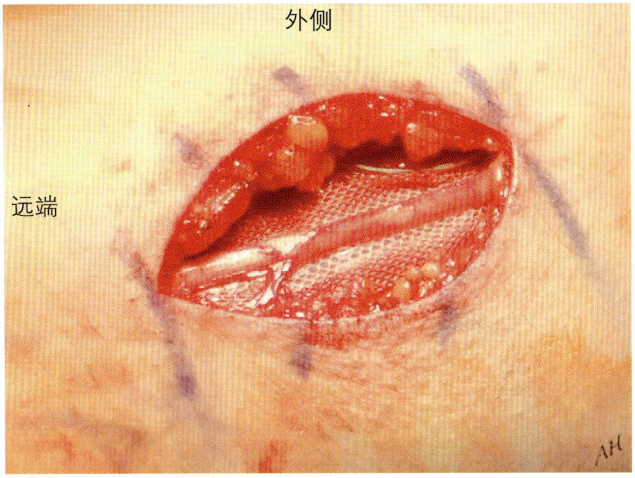

图 27.6 电极在尺神经下方的最终形态。周围网孔材料和下方组织缝合固定，连接电缆两末端的富裕电缆盘成线圈，用缝线加固。注意两端均要留出富裕的电缆，以满足肢体的活动，避免电刺激系统的损坏

参考文献

1. Nashold BS Jr, Goldner JL, Mullen JB, Bright DS (1982) Long- term pain control by direct peripheralnerve stimulation. J Bone Joint Surg 64-A(1):1–10.
2. Reverberi C, Dario A, Barolat G, Zuccon G (2014) Using peripheral nerve stimulation (PNS) to treat neuropathic pain: a clinical series. Neuromodulation 17(8):777-783.

（司　雨 译　王振宇　陈晓东 审校）

背根入髓区（DREZ）损毁术

28

手术指征

本章描述与臂丛神经撕脱有关的背根入髓区（dorsal root entry zone，DREZ）损毁术。传入神经阻滞性疼痛的治疗很困难，有时药物治疗的效果也不佳。对于臂丛神经撕脱伤后的神经性疼痛患者，进行 DREZ 损毁术可以获得术后 2 年 85% 的疼痛缓解率（图 28.1）[1]。

手术技术

1. 体位：俯卧位垫胸枕（或者 Wilson 框架），头架固定。

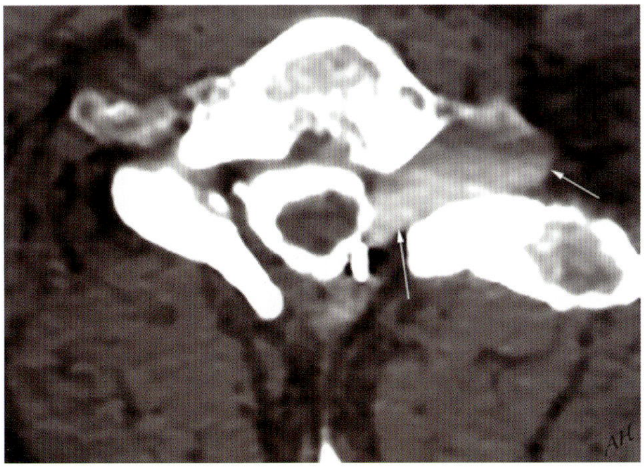

图 28.1 CT 造影轴扫提示左侧来源于臂丛撕脱伤的假性脊膜膨出（箭号）

2. 电生理监测感觉诱发电位（somatosensory evoked potentials，SSEPs）和运动诱发电位（motor evoked potentials，MEPs）。
3. 正中切开皮肤。剥离单侧椎旁肌肉，行半椎板切除术；或者剥离双侧椎旁肌肉，行全椎板切除或椎板成形术。
4. 我们采用超声骨刀实施椎板整体切除（图 28.2），然后使用钉板系统进行椎板复位成形

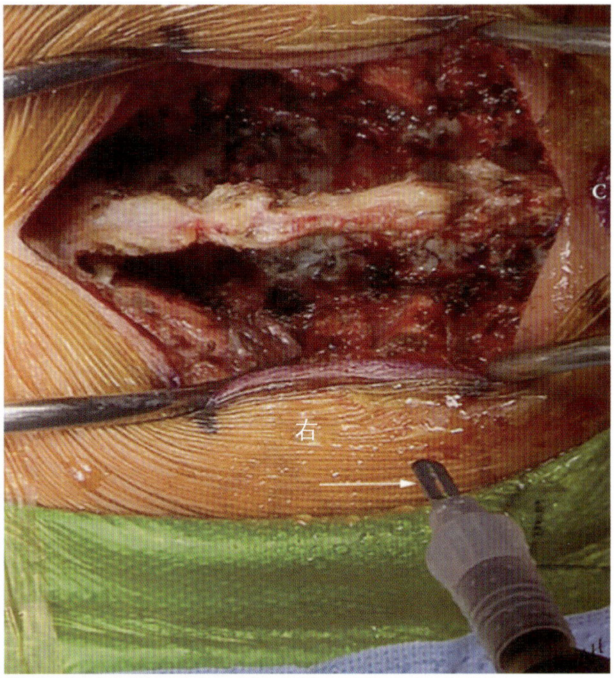

图 28.2 使用超声骨刀（箭号）在相应节段实施椎板切除术。C 头端

术。

5. 使用 15 号手术刀片，后正中或者偏患侧旁正中切开硬膜。应用 Woodson 工具和手术刀片延长硬膜切口。使用 4-0 Nurolon 缝线悬吊硬膜。
6. 应用神经拉钩和显微剪刀剪开蛛网膜，然后用止血夹把蛛网膜固定在硬脊膜上。
7. 术野导入显微镜。
8. 辨认 DREZ：
   - 根据损伤区域上下正常的背根连线判定损伤区域的 DREZ（图 28.3）。
   - 一般情况下，两侧背根和脊髓背侧后正中沟的距离是一样的。但脊髓可能会因为外伤导致移位和旋转。
   - 凹点（最可靠）：此处即是背根从脊髓上撕脱的位置（图 28.4）。凹点是软脊膜上的缺损，色泽偏暗。

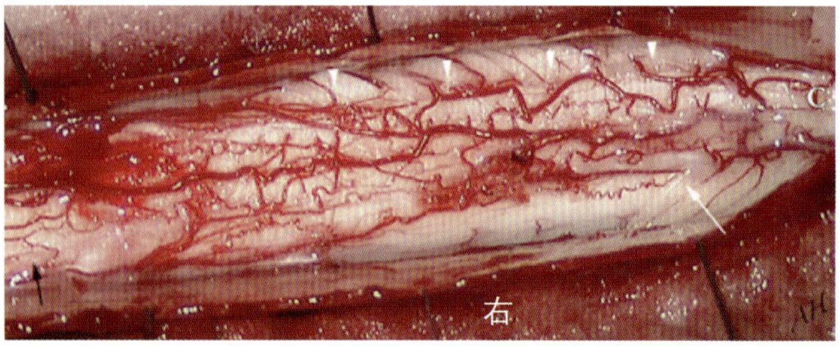

图 28.3　在打开硬脊膜和蛛网膜后，可以观察到左侧正常的神经根（箭头）。右侧撕脱伤区域的 DREZ 可以通过上端（白色箭号）和下端（黑色箭号）正常背根的连线来判断。C 头端

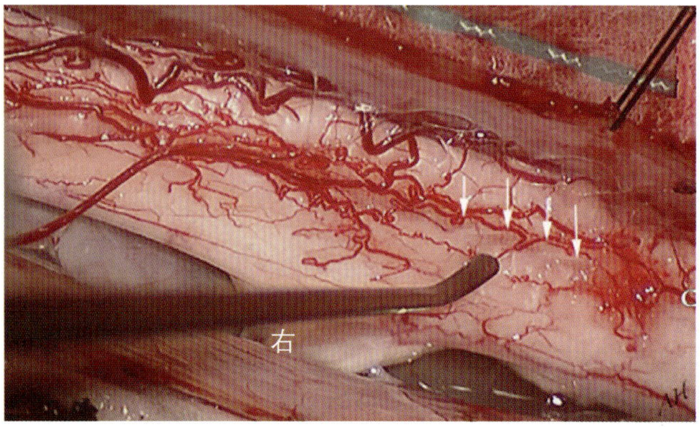

图 28.4　神经根撕脱伤的位置通过凹点来判断（箭号）C 头端

9. 病变区域可以采用物理损毁（图 28.5）[2] 或者射频损毁 [3]。我们采用物理损毁。损毁区域应该包括撕脱区域，包括或者不包括撕脱区域上下的第一个正常神经背根进入区。
10. 良好技术的保证下，使用双极电凝设备电凝 DREZ 的血管和软脊膜。
11. 使用脊髓切开刀，在 DREZ 跳跃式地进行切开损毁术，刀片和脊髓表面成 30° ~ 45° 角，切开深度为 2 ~ 3mm。切开长度 1.5 ~ 2cm，两个切开口之间保留 1 ~ 2mm 完整的软脊膜（图 28.6）。
12. 再次使用双极电凝处理切开区域（图 28.7）。

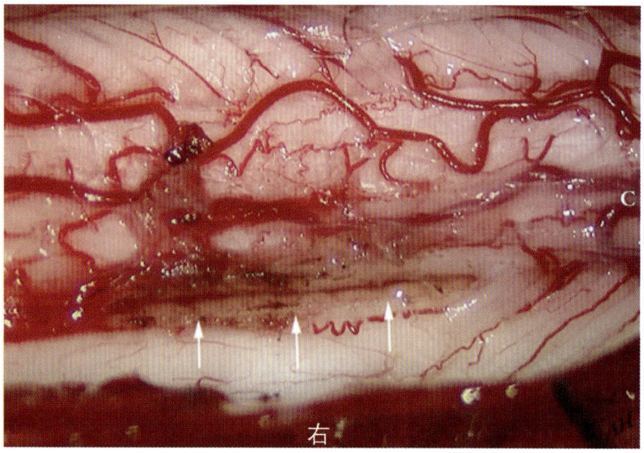

图 28.5　在手术显微镜下，DREZ 损毁（箭号）通过应用脊髓切开刀和双极电凝来实现。角度：刀片和脊髓表面成 30° ~ 45° 角，切开深度为 2 ~ 3mm。背根进入区损毁也可以通过射频（RF）来实现。C 头端

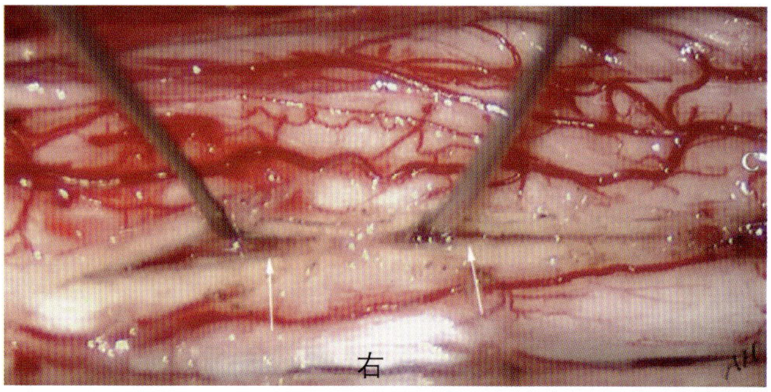

图 28.6　脊髓切开长度 1.5 ~ 2cm（箭号），两个切开口之间保留 1 ~ 2mm 完整的软脊膜。后者用双极进行电凝。C 头端

13. 如果打算处理撕脱区域上下方的正常背根区域，需要助手使用神经拉钩牵开背根，再次按照上述方法损毁背根进入区（图 28.8）。
14. 充分止血，大量水冲洗手术区域，置换出残留血液及补充损失的脑脊液（cerebrospinal fluid，CSF）
15. 使用 6-0 Gore-Tax、5-0 Prolene 或者 4-0 Nurolon 线关闭硬膜。

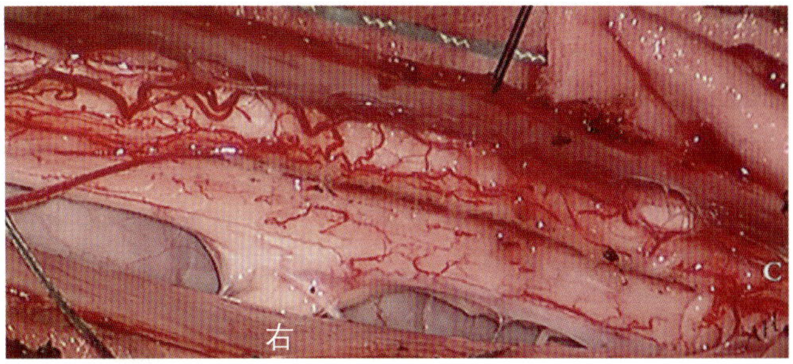

图 28.7　DREZ 损毁术后全景观。C 头端

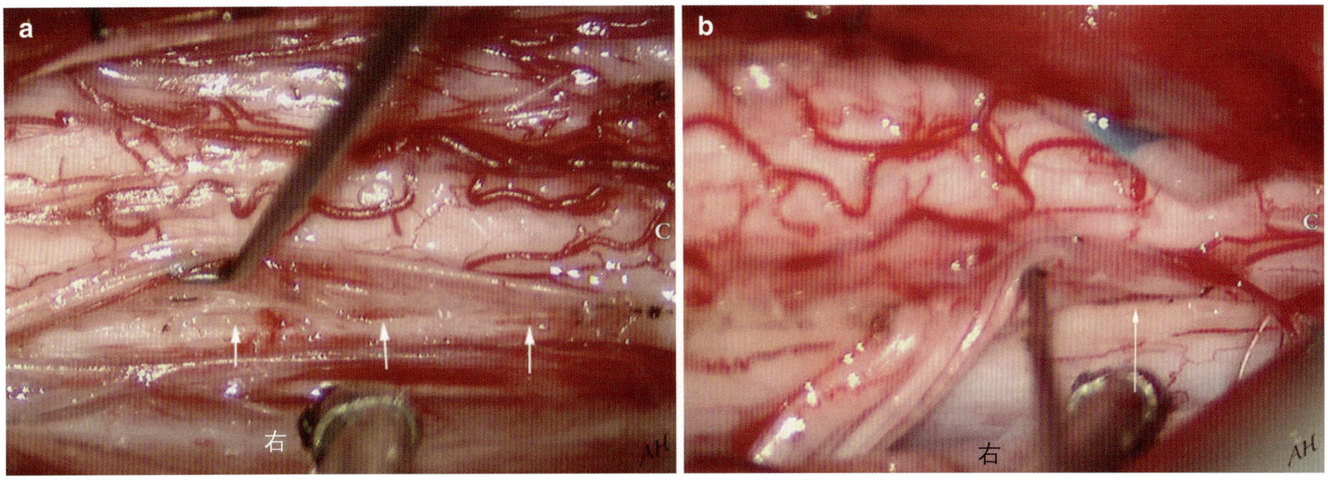

图 28.8　DREZ 损毁术（箭号）手术区域还要包括撕脱区域头端（**a**）和尾端（**b**）的第一个正常神经背根进入区

16. 然后使用纤维蛋白胶或者水凝胶加固。
17. 如欲行椎板复位成形术，使用小型钉板系统回置椎板（图 28.9）。
18. 肌肉仔细止血。不用放置引流管。可以在肌肉及皮下层使用万古霉素粉末。在肌肉及皮下进行局部麻醉。
19. 使用 0 号 Vicryl 缝线关闭筋膜。
20. 使用 2-0 号 Vicryl 缝线关闭皮下组织。
21. 使用 3-0 号尼龙缝线缝合皮肤。

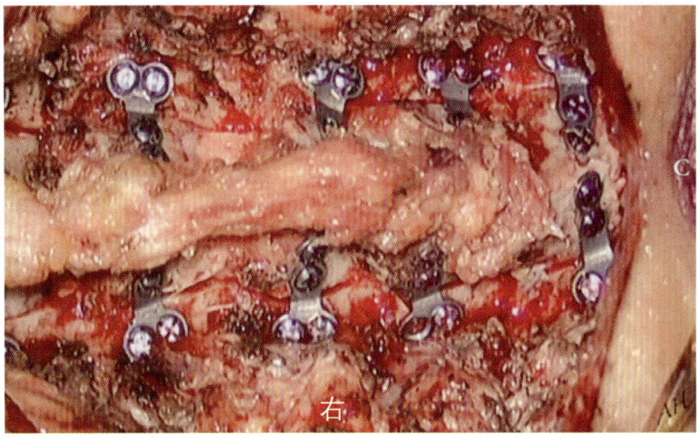

图 28.9　使用小钉板系统进行椎板复位术。C 头端

并发症

1. 疼痛不缓解。
2. 疼痛复发。
3. 体感诱发电位和（或）运动诱发电位受损。解决办法：检查机器接头连接，升高血压，对脊髓温灌注，并且等待一会。如果电生理监测提示受损仍较明显，则需实施唤醒测试或者终止手术。
4. 脊髓损伤。
5. CSF 漏。可以尝试抬高床头、再次缝合切口或者放置腰大池引流。如果未成功，则可能需要翻修手术。
6. 伤口感染。
7. 术后血肿。

参考文献

1. Cetas JS, Saedi T, Burchiel KJ (2008) Destructive procedures for the treatment of nonmalignant pain: a structured literature review. J Neurosurg 109:389-404.
2. Sindou M, Mifsud JJ, Boisson D, Goutelle A (1986) Selective posterior rhizotomy in the dorsal root entry zone for treatment of hyperspasticity and pain in the hemiplegic upper limb. Neurosurgery 18(5):587-595.
3. Friedman AH, Nashold BS Jr, Bronec PR (1988) Dorsal root entry zone lesions for the treatment of brachial plexus avulsion injuries: a follow-up study. Neurosurgery 22(2):369-373.

（司　雨 译　王振宇　陈晓东 审校）

第五部分
轴位切面

上肢轴位切面

29

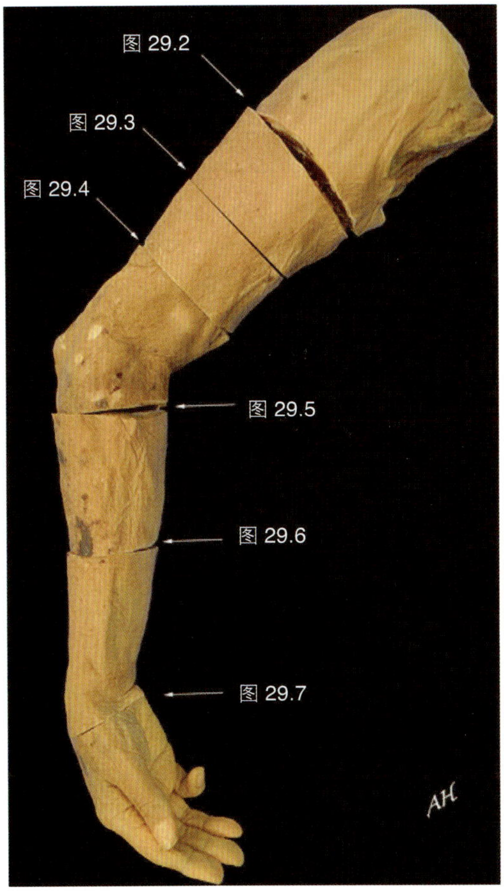

图 29.1 右上肢全貌图，显示图 29.2 ~ 图 29.7 轴位切面的位置

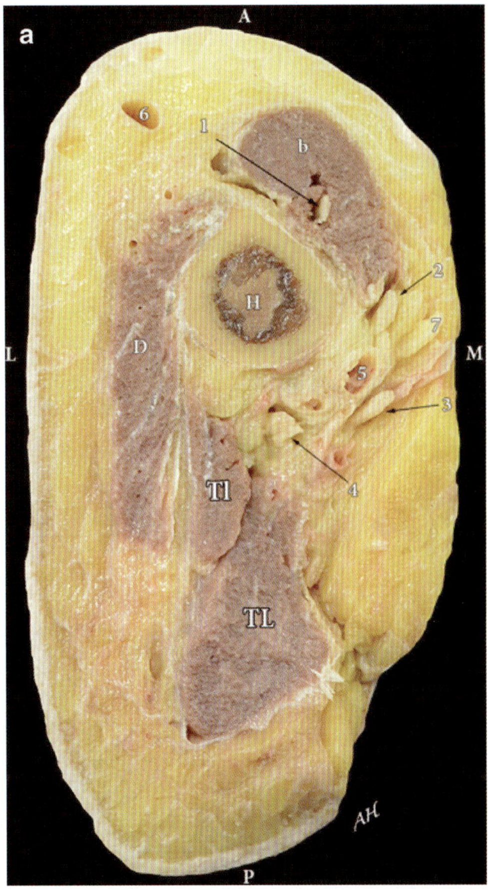

图 29.2 （a）右上臂上 1/3 轴位切面。A 前侧，P 后侧，M 内侧，L 外侧，H 肱骨，D 三角肌，b 肱二头肌，Tl 肱三头肌外侧头，TL 肱三头肌长头，1 肌皮神经，2 正中神经，3 尺神经，4 桡神经，5 肱动脉和静脉，6 头静脉，7 前臂内侧皮神经。（b）同一轴位切面 MRI T1 加权像。白色箭号示桡神经，白色箭头示肌皮神经，黑色箭号示正中神经，黑色箭头示前臂内侧皮神经，白色双箭头示尺神经

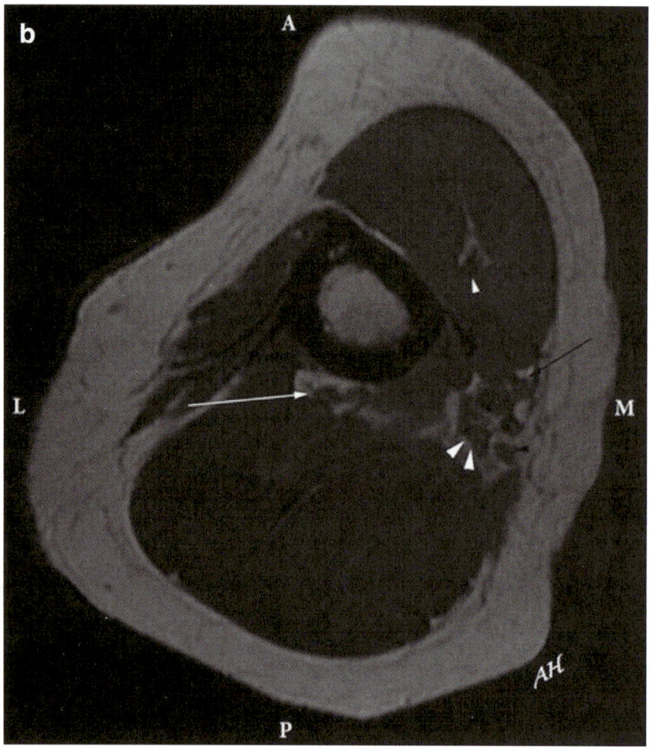

图 29.2 （续）

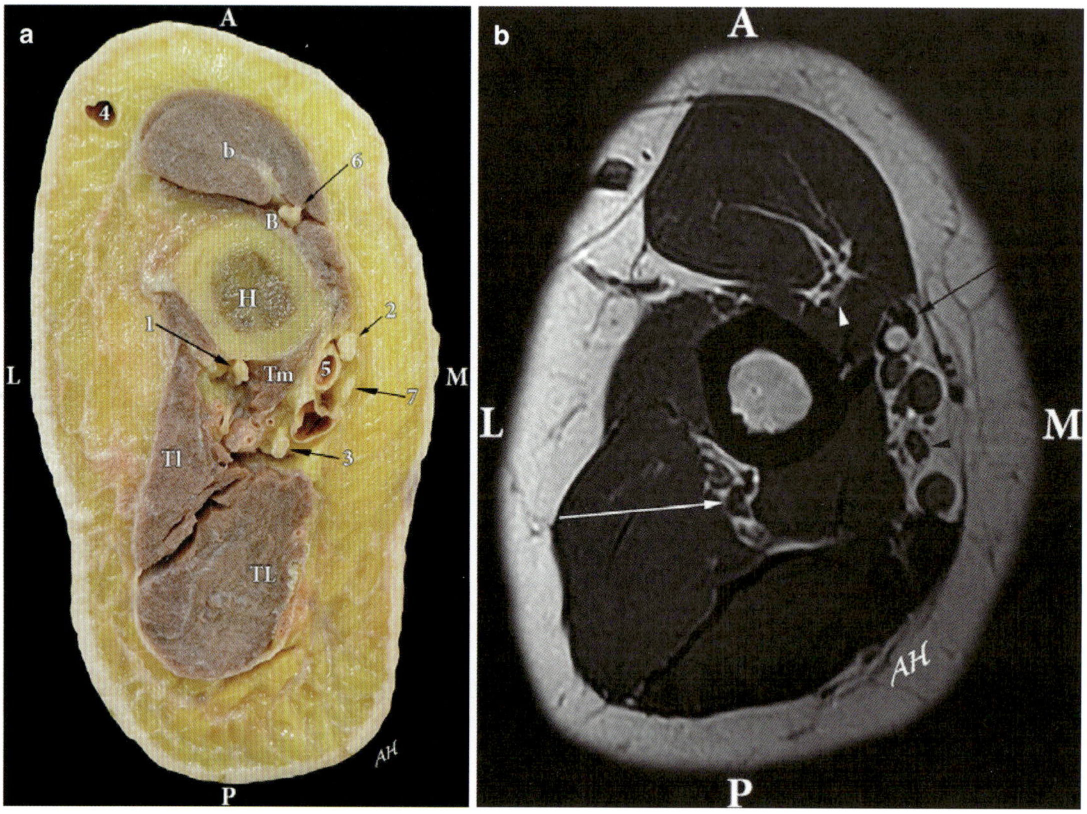

图 29.3 （**a**）右上臂中点轴位切面。A 前侧，P 后侧，M 内侧，L 外侧，H 肱骨，B 肱肌，b 肱二头肌，Tm 肱三头肌内侧头，Tl 肱三头肌外侧头，TL 肱三头肌长头，1 桡神经沟中的桡神经，2 正中神经，3 尺神经，4 头静脉，5 肱动脉，6 肌皮神经，7 前臂内侧皮神经。（**b**）同一轴位切面 MRI T1 加权像。A 前侧，P 后侧，M 内侧，L 外侧，白色箭号示桡神经，白色箭头示肌皮神经，黑色箭号示正中神经，黑色箭头示尺神经

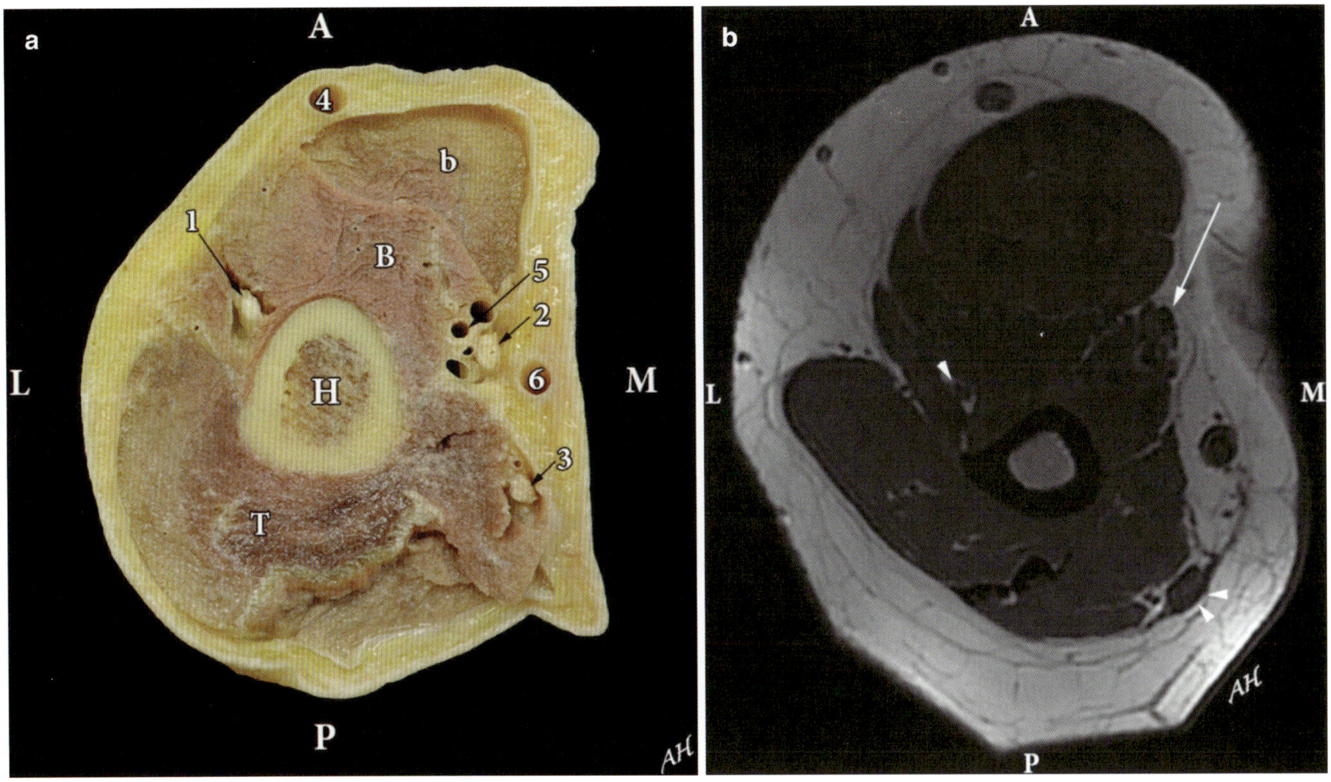

图 29.4 （a）右上臂下 1/3 轴位切面。A 前侧，P 后侧，M 内侧，L 外侧，H 肱骨，B 肱肌，b 肱二头肌，T 肱三头肌，1 桡神经，2 正中神经，3 尺神经，4 头静脉，5 肱动静脉，6 贵要静脉。（b）同一轴位切面 MRI T1 加权像。箭号示正中神经，双箭头示尺神经（肿胀），箭头示桡神经

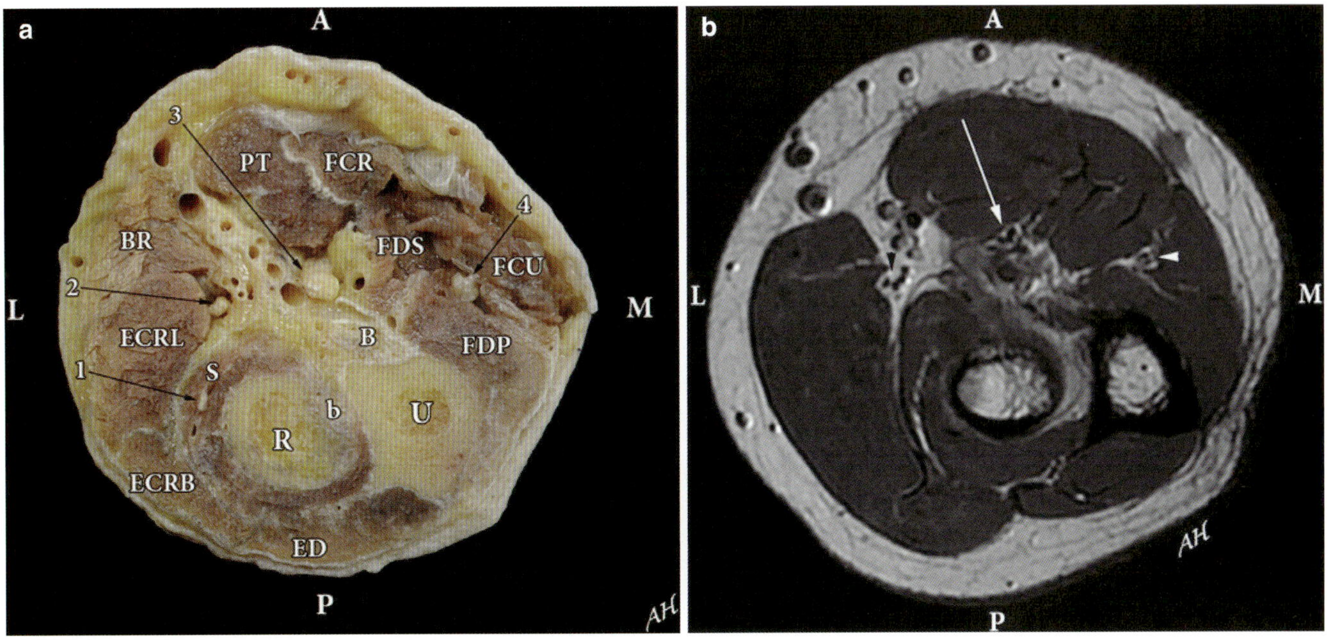

图 29.5 （a）右肘远端轴位切面。A 前侧，P 后侧，M 内侧，L 外侧，R 桡骨，U 尺骨，BR 肱桡肌，ECRL 桡侧腕伸肌长头，ECRB 桡侧腕伸肌短头，ED 指伸肌，S 旋后肌，PT 旋前圆肌，FCR 桡侧腕屈肌，FDS 指浅屈肌，FCU 尺侧腕屈肌，FDP 指深屈肌，B 肱肌，b 肱二头肌，1 骨间后神经，2 桡神经浅支，3 正中神经，4 尺神经。（b）同一轴位切面 MRI T1 加权像。白色箭号示正中神经，白色箭头示尺神经，黑色箭头示桡神经

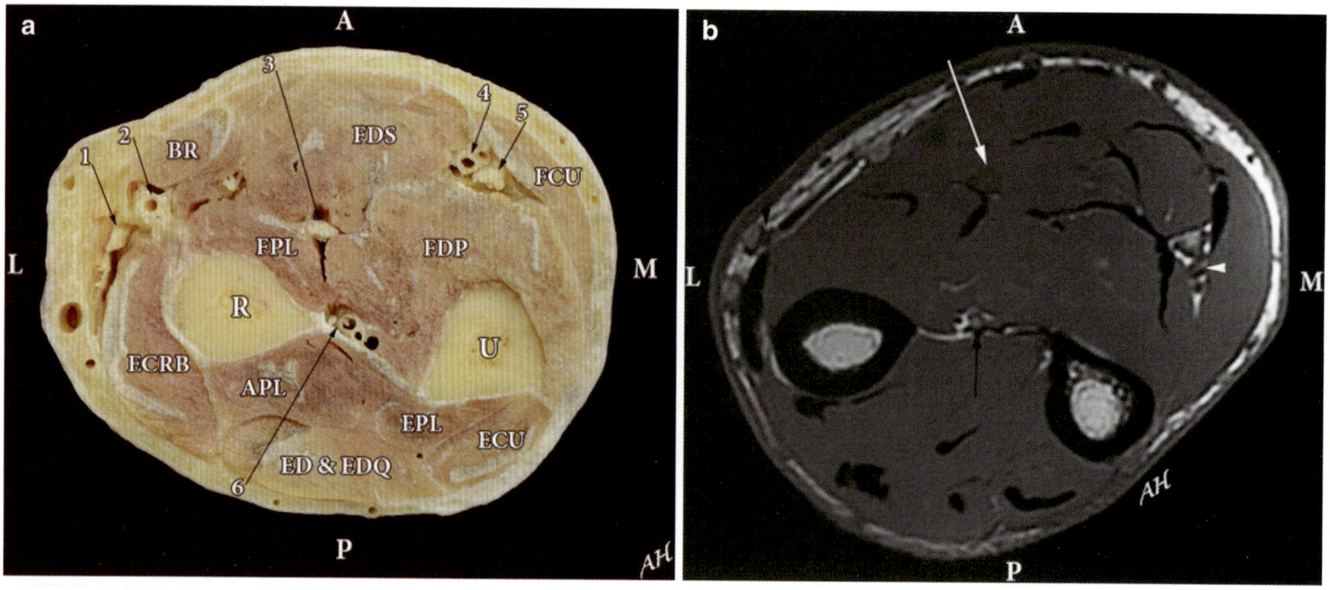

图 29.6 （**a**）右前臂中点轴位切面。A 前侧，P 后侧，M 内侧，L 外侧，R 桡骨，U 尺骨，BR 肱桡肌，FDS 指浅屈肌，FCU 尺侧腕屈肌，FPL 拇长屈肌，FDP 指深屈肌，ECRB 桡侧腕伸肌短头，APL 拇长展肌，EPL 拇长伸肌，ECU 尺侧腕伸肌，ED & EDQ 指伸肌和小指伸肌，1 桡神经浅支，2 桡动脉，3 正中神经，4 尺动脉，5 尺神经，6 骨间前神经和血管。（**b**）同一轴位切面 MRI T1 加权像。白色箭号示正中神经，白色箭头示尺神经，黑色箭号示骨间前神经和血管，黑色箭头示桡神经浅支

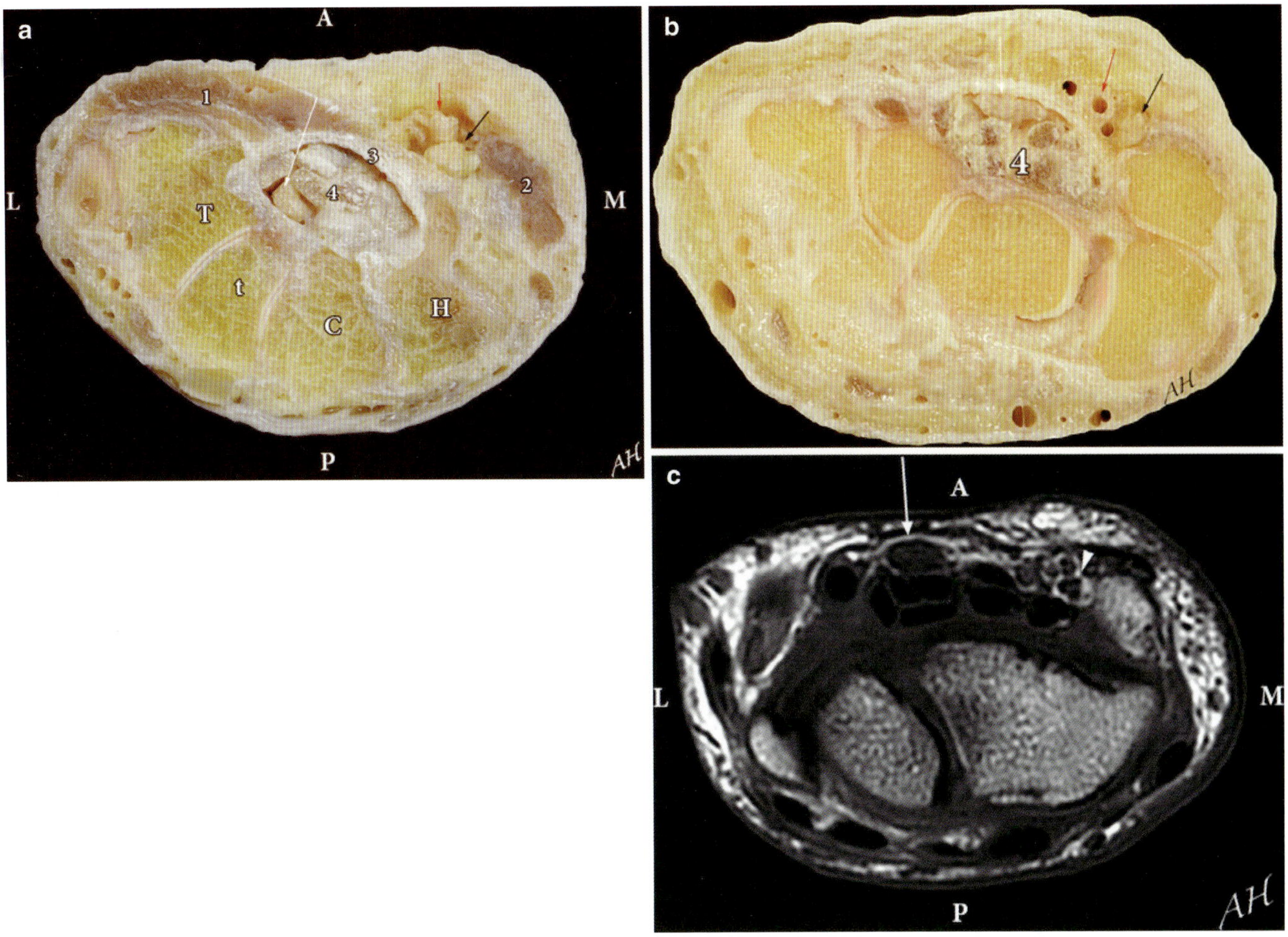

图 29.7 （a）右侧远端腕骨轴位切面：A 前侧，P 后侧，M 内侧，L 外侧，T 大多角骨，t 小多角骨，C 头状骨，H 钩骨，1 大鱼际肌，2 小鱼际肌，3 腕横韧带，4 屈肌肌腱，白色箭号示正中神经，在这具标本中该神经异常地位于屈肌肌腱深方；黑色箭号示尺神经，红色箭号示尺动脉。（b）与 a 图类似，但正中神经（白色箭号）在其正确的解剖位置，位于屈肌肌腱浅方 (4)。（c）右腕关节同一轴位切面 MRI T1 加权像。箭号示腕管内的正中神经，箭头示尺侧腕管（Guyon 管）中的尺神经

（韩芸峰 译　王振宇　孙建军 审校）

下肢轴位切面 30

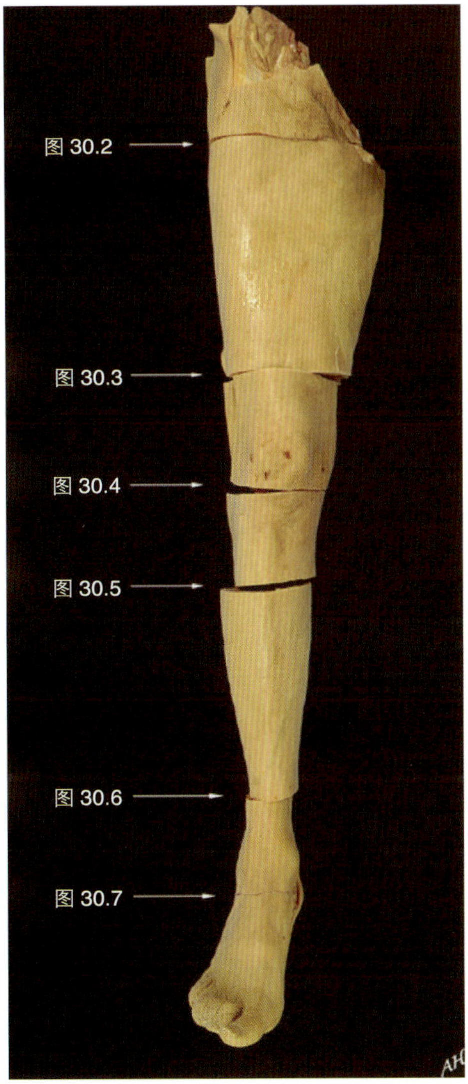

图 30.1　右下肢全貌图，显示图 30.2 ~ 图 30.7 轴位切面的位置

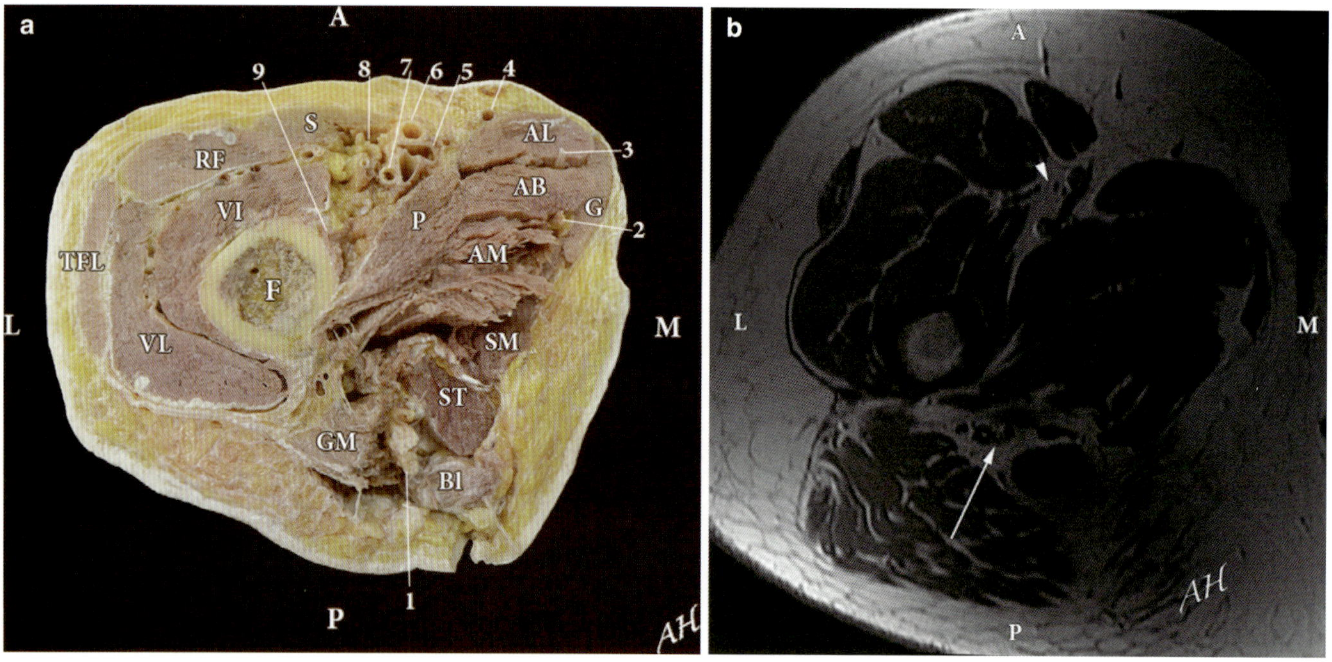

图 30.2　（a）右下肢经股三角轴位切面。A 前侧，P 后侧，M 内侧，L 外侧，S 缝匠肌，RF 股直肌，VI 股中间肌，VL 股外侧肌，TFL 阔筋膜张肌，G 股薄肌，AL 长收肌，AB 短收肌，AM 大收肌，P 耻骨肌，SM 半膜肌，ST 半腱肌，Bl 股二头肌长头，GM 臀大肌，1 坐骨神经，2 闭孔神经后股，3 闭孔神经前股，4 大隐静脉，5 股静脉，6 股动脉，7 股深动脉，8 股神经，9 股内侧肌。（b）同一轴位切面 MRI T1 加权像。箭号示坐骨神经，箭头示股神经分支

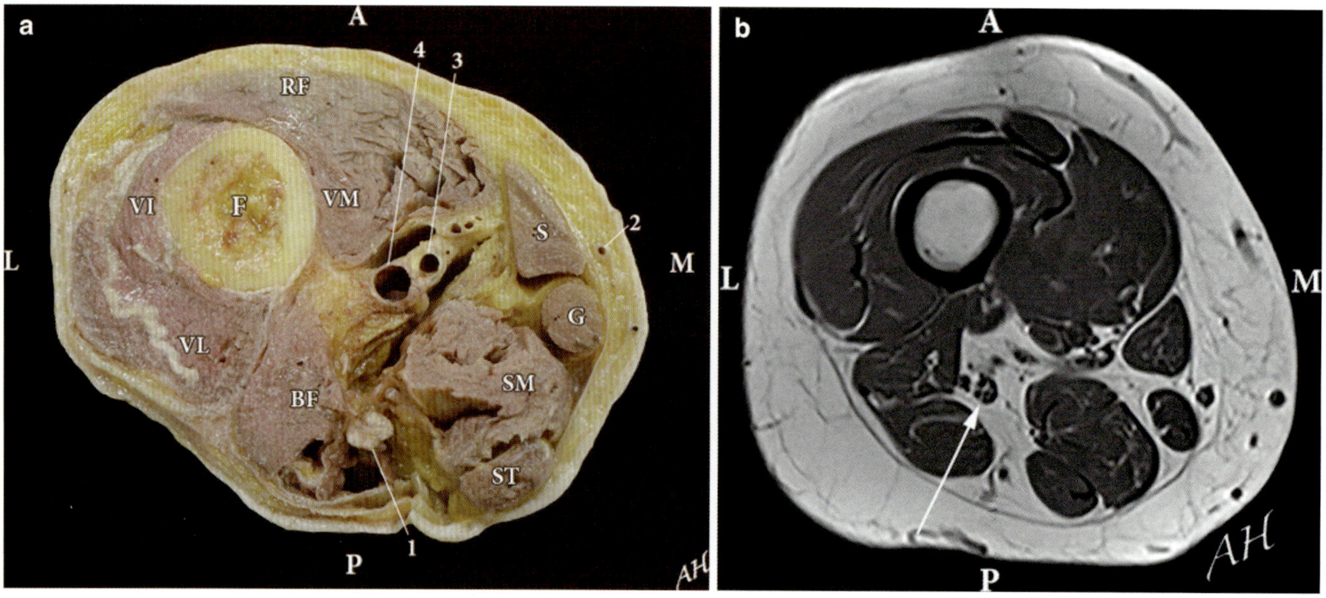

图 30.3　（a）右股下段轴位切面。A 前侧，P 后侧，M 内侧，L 外侧，S 缝匠肌，G 股薄肌，SM 半膜肌，ST 半腱肌，BF 股二头肌，VL 股外侧肌，VI 股中间肌，VM 股内侧肌，RF 股直肌，1 坐骨神经，2 大隐静脉，3 腘动脉，4 腘静脉。（b）同一轴位切面 MRI T1 加权像。箭号示坐骨神经

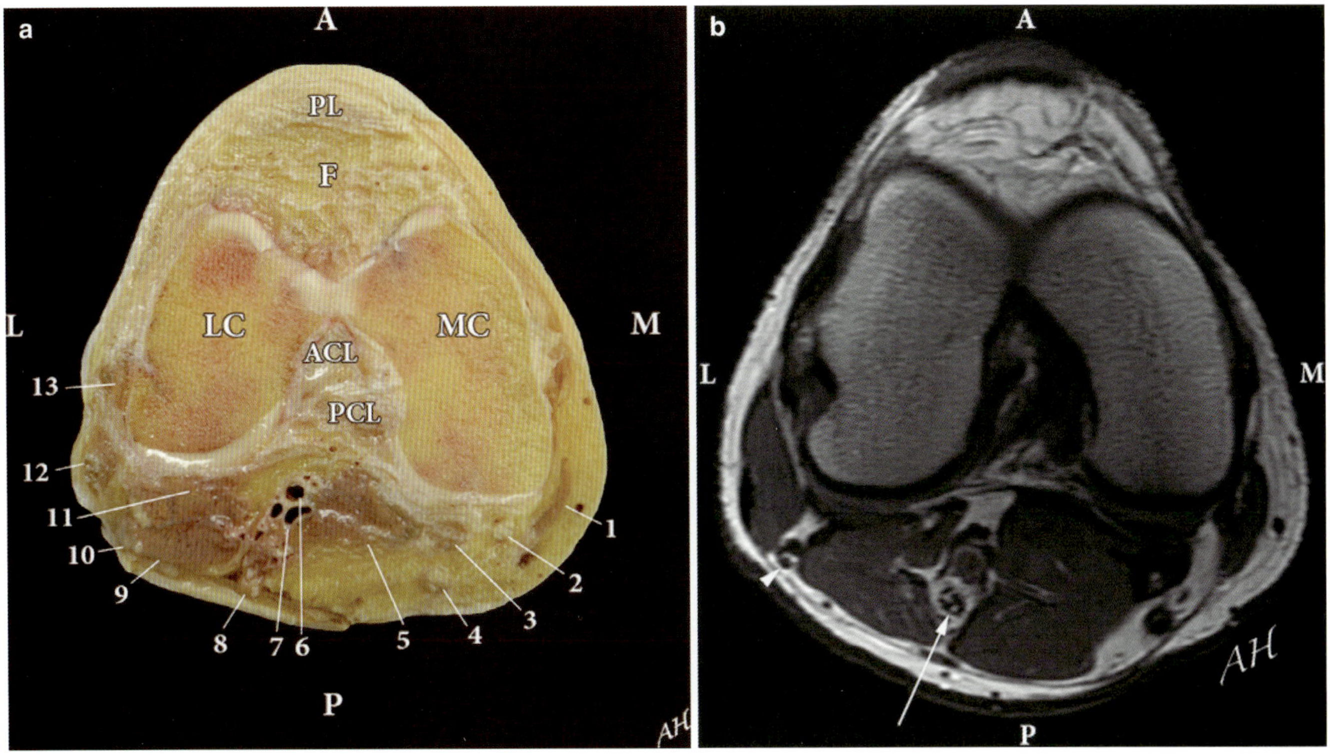

图 30.4 （**a**）右膝关节轴位切面。A 前侧，P 后侧，M 内侧，L 外侧，MC 股骨内侧髁，LC 股骨外侧髁，ACL 前交叉韧带，PCL 后交叉韧带，F 髌下脂肪垫，PL 髌韧带，1 缝匠肌，2 股薄肌，3 半膜肌，4 半腱肌，5 腓肠肌内侧头，6 腘动脉，7 腘静脉，8 胫神经，9 腓肠肌外侧头，10 腓总神经，11 跖肌，12 股二头肌，13 腘肌。（**b**）膝关节轴位切面 MRI T1 加权像。箭号示胫神经，箭头示腓总神经

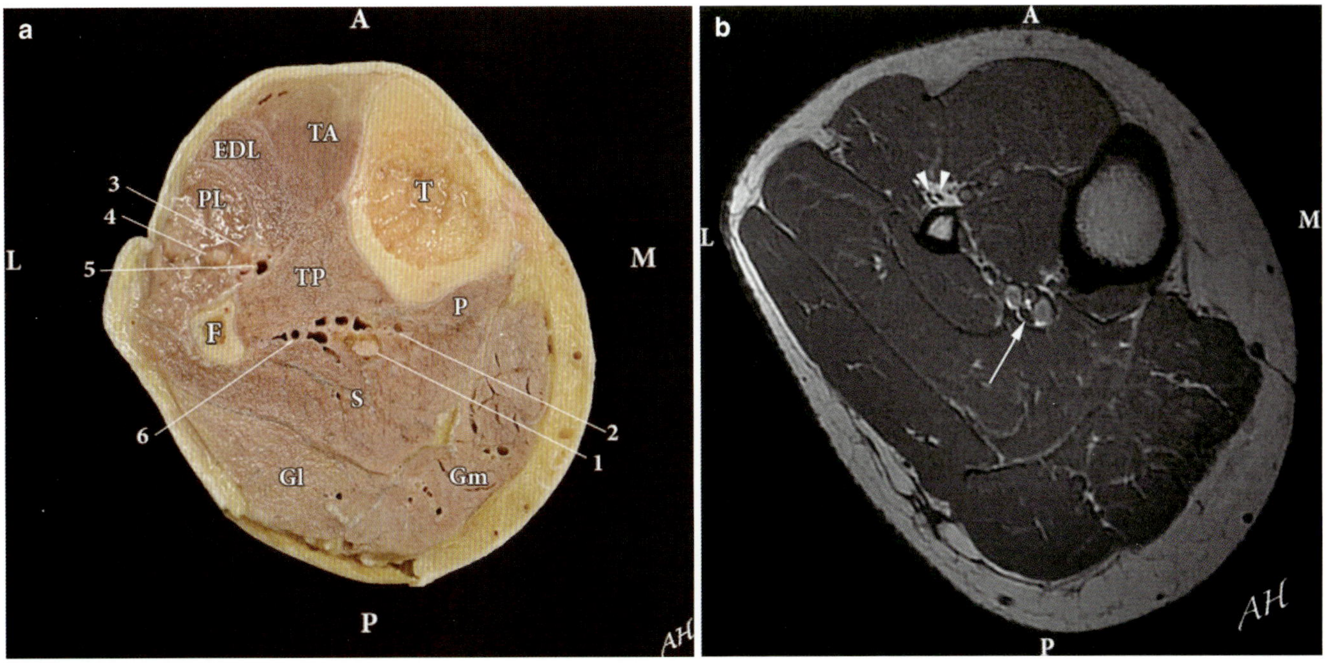

图 30.5 （**a**）右胫骨结节远端轴位切面。A 前侧，P 后侧，M 内侧，L 外侧，T 胫骨，F 腓骨，TA 胫骨前肌，EDL 趾长伸肌，PL 腓骨长肌，TP 胫骨后肌，P 腘肌，S 比目鱼肌，Gl 腓肠肌外侧头，Gm 腓肠肌内侧头，1 胫神经，2 胫后血管，3 腓深神经，4 腓浅神经，5 胫前血管，6 腓血管。（**b**）同一轴位切面 MRI T1 加权像。箭号示胫神经，箭头（从外侧向内侧）示腓浅神经和腓深神经

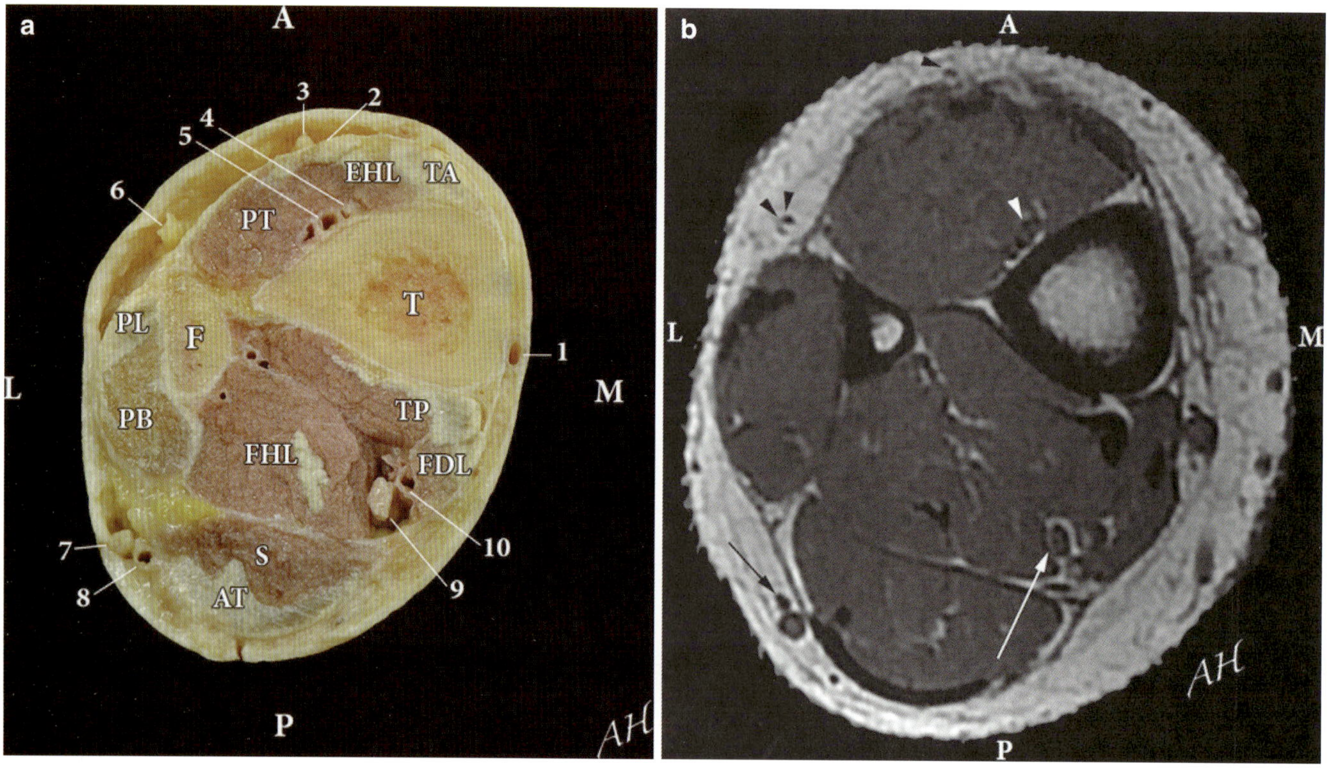

图 30.6 （a）右踝关节近端轴位切面。A 前侧，P 后侧，M 内侧，L 外侧，T 胫骨，F 腓骨，TA 胫骨前肌，EHL 䟴长伸肌，PT 第三腓骨肌，TP 胫骨后肌，FDL 趾长屈肌，FHL 䟴长屈肌，S 比目鱼肌，AT 跟腱，PL 腓骨长肌，PB 腓骨短肌，1 大隐静脉，2 趾长伸肌，3 足背内侧皮神经，4 腓深神经，5 胫前血管，6 足背中间皮神经，7 腓肠神经，8 小隐静脉，9 胫神经，10 胫后动脉。3 和 6 是腓浅神经的分支。（b）同一轴位切面 MRI T1 加权像。白色箭号示胫神经，白色箭头示腓深神经；黑色箭号示腓肠神经，位于小隐静脉前方；黑色单箭头示足背内侧皮神经；黑色双箭头示足背中间皮神经

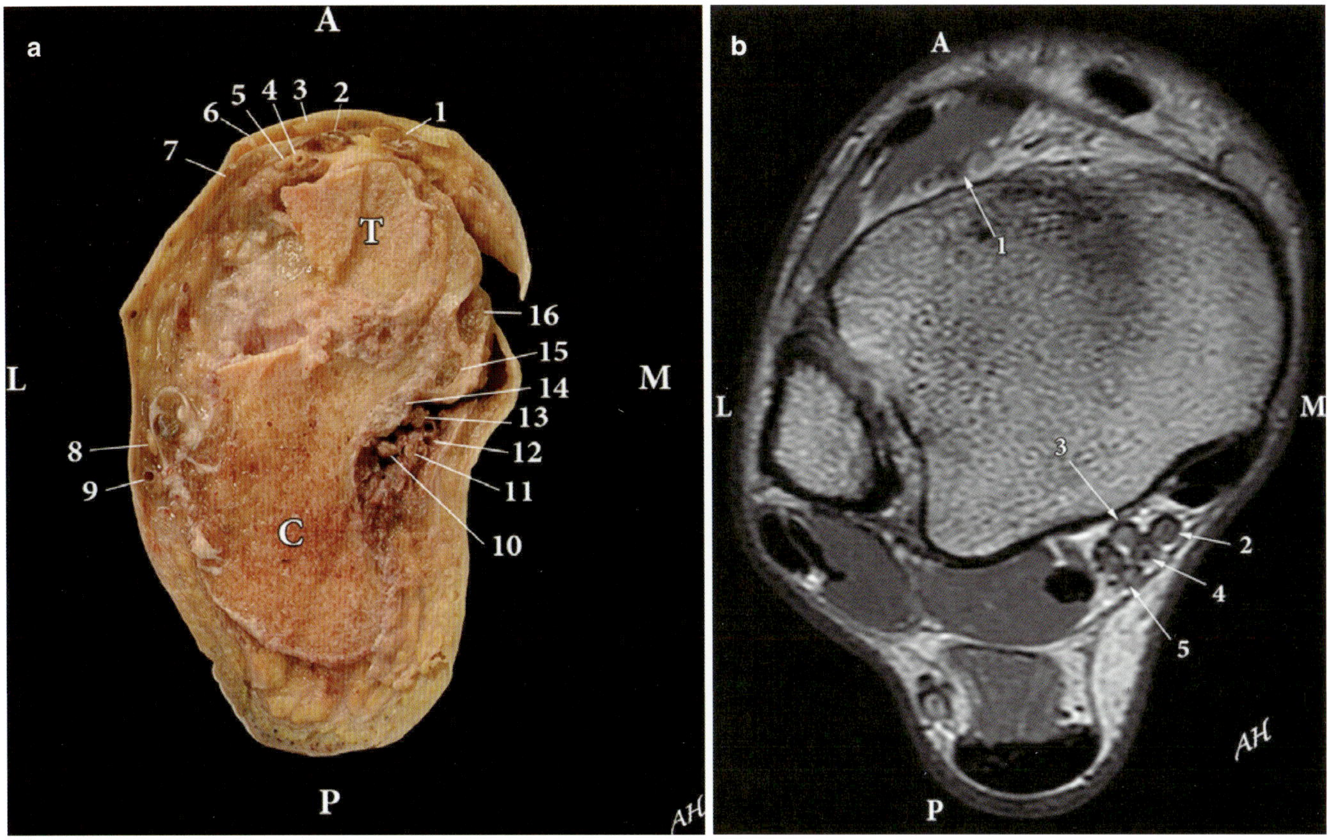

图 30.7 （a）右踝关节轴位斜切面。A 前侧，P 后侧，M 内侧，L 外侧，C 跟骨，T 距骨，1 胫骨前肌，2 踇长伸肌，3 足背内侧皮神经，4 胫前动静脉，5 腓深神经，6 足背中间皮神经，7 趾长伸肌，8 腓神经，9 小隐静脉，10 足底外侧神经，11 跟骨分支，12 胫后血管，13 足底内侧神经，14 踇长屈肌，15 趾长屈肌，16 胫后肌。（b）右踝关节近端质子密度 MRI 轴位切面。1 腓深神经和胫前血管，2 足底内侧神经，3 足底外侧神经，4 胫后血管，5 跟骨分支

（韩芸峰 译　王振宇　孙建军 审校）